Simone Philipp

Alternative Therapien
bei Allergien

Asthma – Heuschnupfen –
Unverträglichkeiten – Neurodermitis – uvm.

ISBN 978-3-399025-402-8
Alle Rechte vorbehalten
© 2020 Freya Verlag GmbH

Layout: freya_art, Alyssa Kamoun
Lektorat: Dorothea Forster

Fotonachweise S. 168
printed in EU

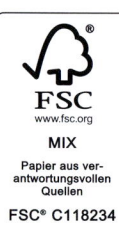

Hinweis

Die Informationen in diesem Buch wurden sorgfältig recherchiert und zusammengetragen. Das Buch erhebt keinen Anspruch auf Vollständigkeit.

Die bereitgestellten Informationen in diesem Buch ersetzen in keiner Weise die Abklärung, Diagnose und Behandlung durch eine Ärztin/einen Arzt. Bitte wenden Sie sich an eine Ärztin/einen Arzt Ihres Vertrauens, wenn Sie allergische Beschwerden haben, die Sie massiv beeinträchtigen. Vor allem ist die Konsultation eines Arztes oder einer Ärztin dann anzuraten, wenn Symptome bestehen, Sie selbst aber nicht sicher sind, welche Erkrankung sich dahinter verbergen könnte. Denn nur wenn Sie wissen, an welcher Krankheit Sie leiden, sind Sie in der Lage, sich die richtigen Mittel auszusuchen und anzuwenden, die zu Ihrer Erkrankung passen.

Die Anwendung der aufgelisteten Mittel in diesem Buch liegt in der Selbstverantwortung der LeserInnen. Eine Haftung der Autorin/des Verlages für Personen-, Sach- oder Vermögensschäden ist ausgeschlossen.

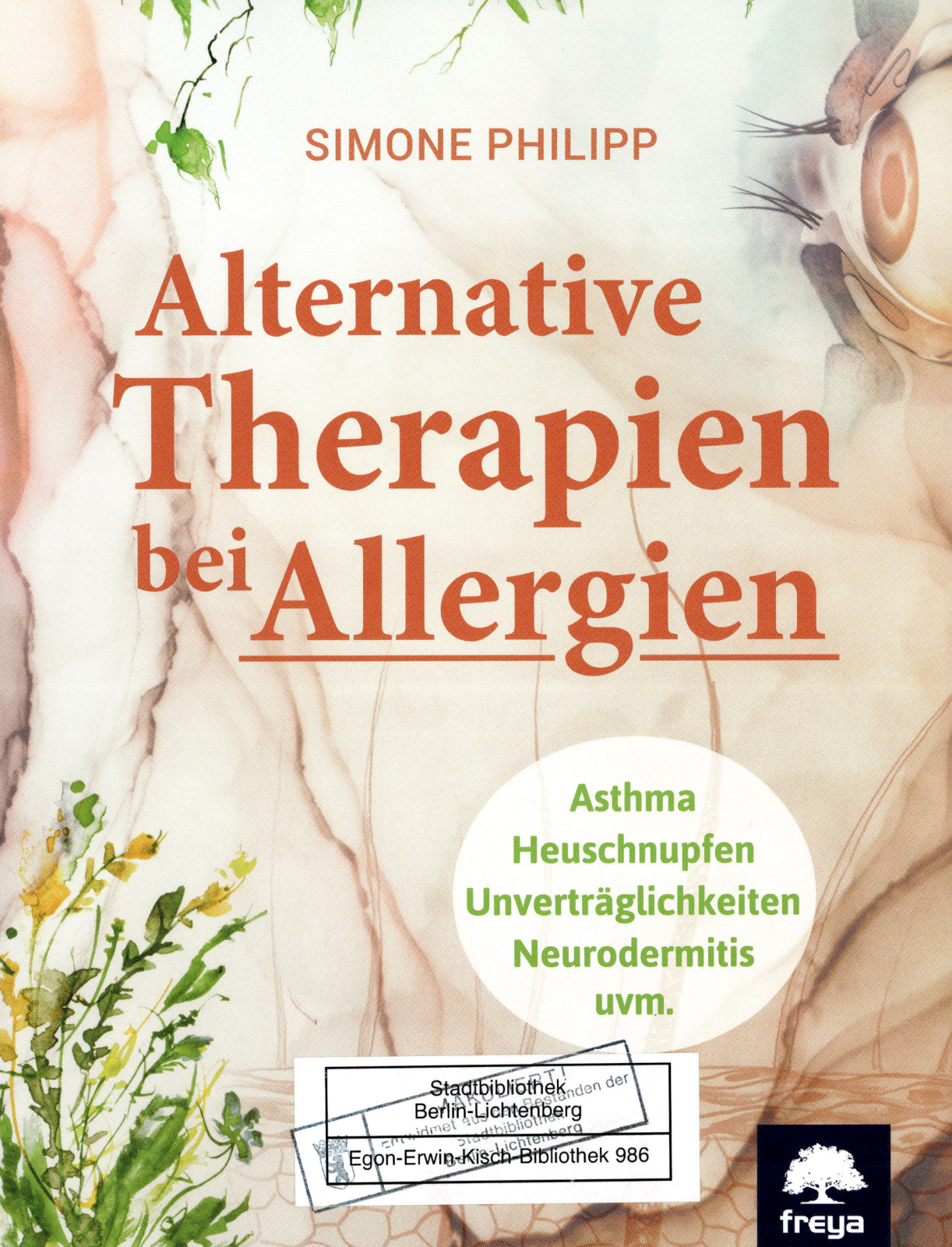

SIMONE PHILIPP

Alternative Therapien bei <u>Allergien</u>

**Asthma
Heuschnupfen
Unverträglichkeiten
Neurodermitis
uvm.**

freya

Inhalt

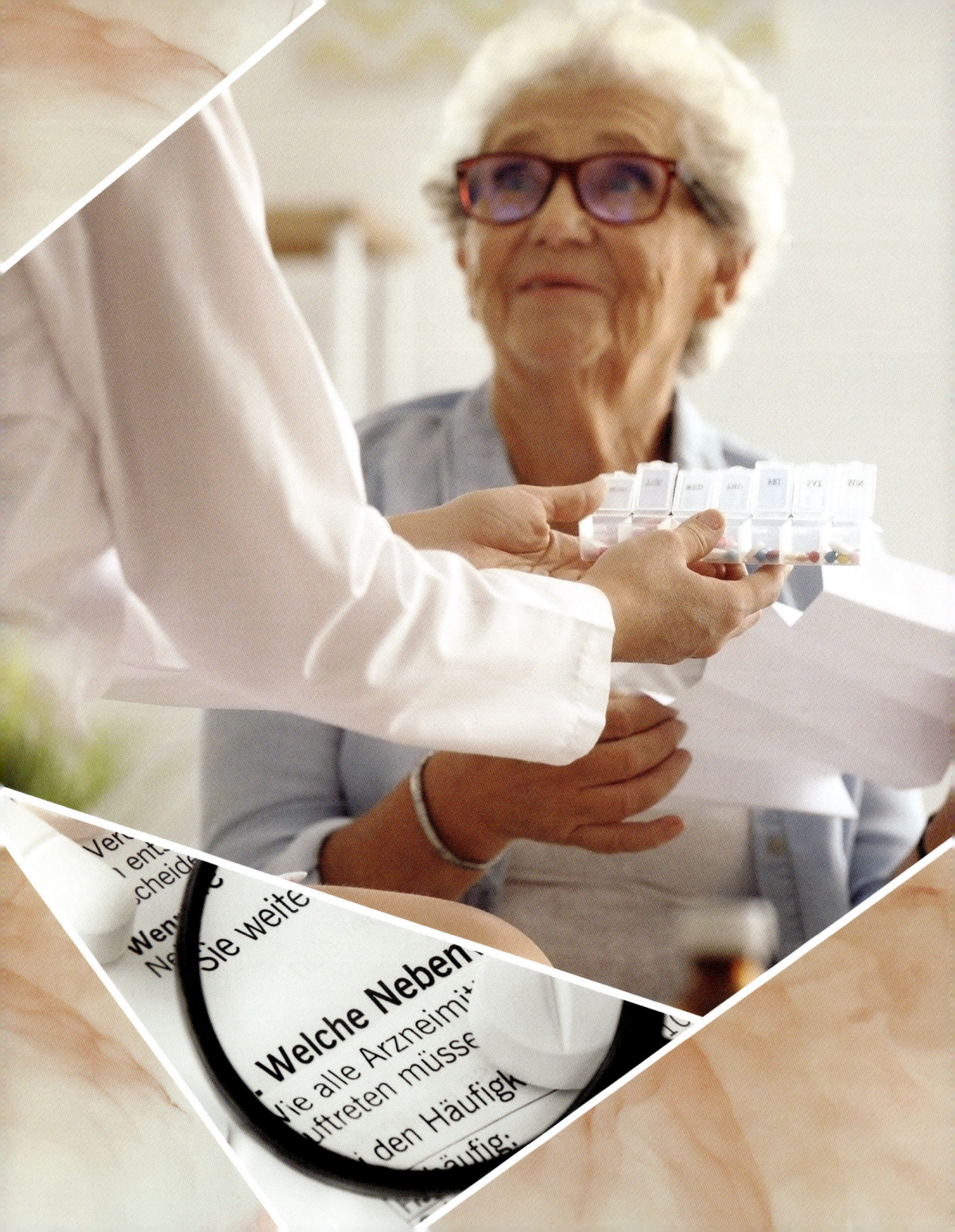

Einleitung

Etwa *ein Drittel der Weltbevölkerung* leidet an Asthma oder an einer Allergie. Alleine im deutschsprachigen Raum sind etwa 3,5 Millionen Menschen an Asthma erkrankt und über 30 Millionen Menschen leiden an einer Allergie. Die Zahl der Personen, die von Asthma und Allergieerkrankungen betroffen sind, steigt seit einigen Jahren immer weiter an. Die genauen Gründe hierfür sind noch wenig erforscht. Vermutet werden *Umweltschädigungen, gentechnisch veränderte Nahrungsmittel, übertriebene Hygiene und die zunehmende Einnahme diverser Medikamente.* ExpertInnen gehen davon aus, dass in einigen Jahren bereits jede zweite Person an einer Allergie oder Asthma leiden wird.

Asthma und Allergien sind schwere Erkrankungen, die oft schon in jungen Jahren auftreten und lebenslang bestehen können. Die Lebensqualität der Betroffenen ist je nach Schwere der Erkrankung deutlich eingeschränkt. Asthma und Allergieerkrankungen können auch tödlich verlaufen. Jedes Jahr sterben im deutschsprachigen Raum etwa 6.000 Menschen an einem schweren Asthmaanfall oder einem allergischen Schock, aber auch an den Folgen einer jahrelangen Asthma- oder Allergieerkrankung (vor allem an körperlicher Auszehrung oder Schwäche).

Dennoch sind nur etwa ein Drittel der Personen, die an Asthma und/oder an einer Allergie leiden, in dauerhafter schulärztlicher Behandlung. Ebenso werden schulmedizinische Präparate zur Behandlung dieser Erkrankungen von vielen Betroffenen ganz abgelehnt oder nicht regelmäßig eingenommen. Widerstand gegen chemisch hergestellte Medikamente, zu geringe Wirkung und das Auftreten von zum Teil schweren Nebenwirkungen sind hierfür die wichtigsten Gründe.

Der Wunsch vieler von Asthma oder Allergieerkrankungen betroffenen Menschen nach alternativmedizinischen Behandlungsmethoden ist groß. Sie versprechen sich von diesen mehr Selbstbestimmung, weniger Nebenwirkungen und nicht zuletzt eine größere Linderung oder gar Heilung ihrer Beschwerden. Doch das Angebot an alternativmedizinischen Behandlungsmethoden ist riesig, nahezu unüberschaubar.

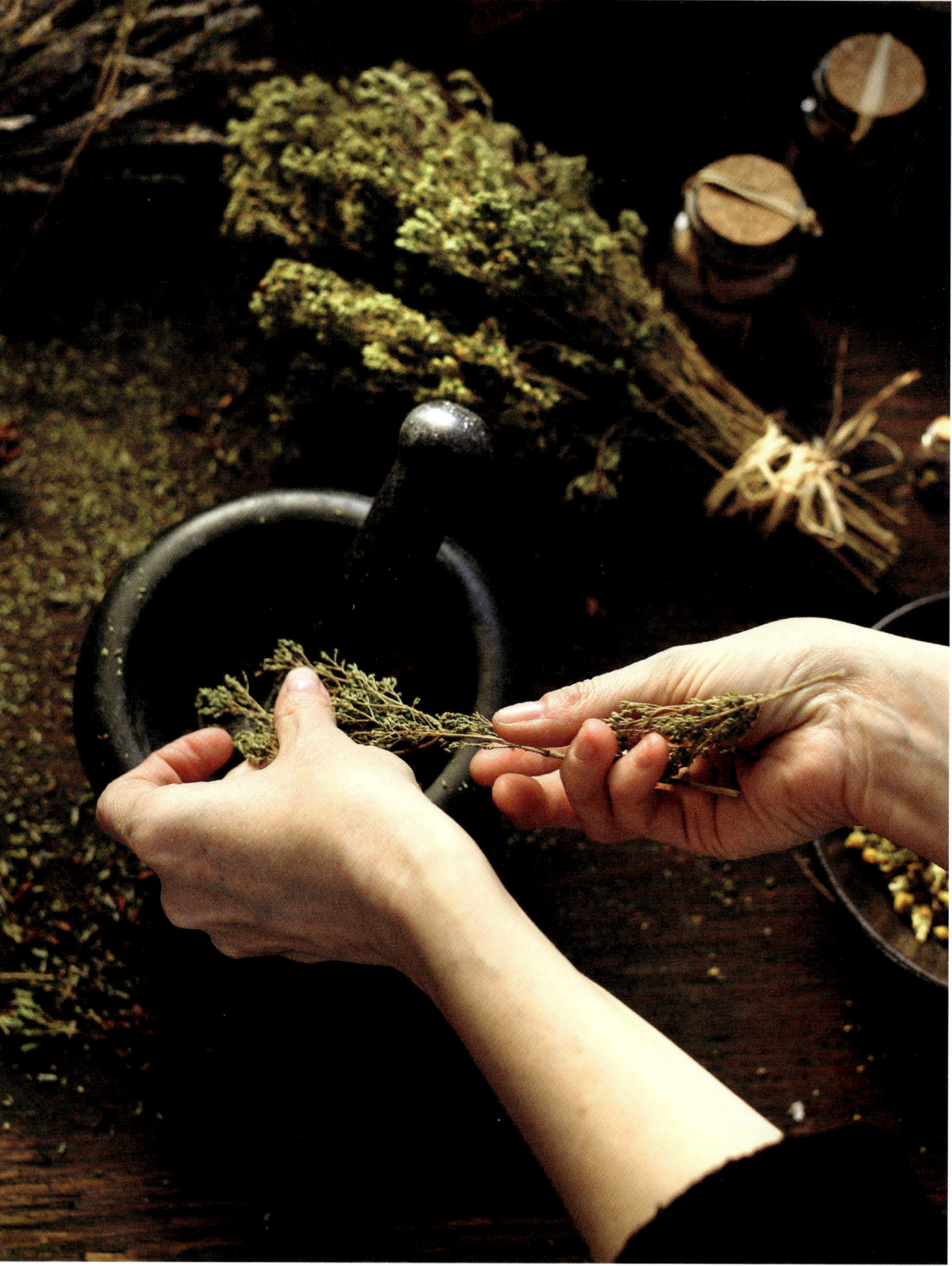

Europäische Pflanzenheilkunde, Homöopathie, Traditionelle Chinesische Medizin oder Ayurveda sind nur einige wenige der existierenden Systeme, die verschiedene Arzneien und Anwendungen zur Behandlung von Asthma und Allergieerkrankungen anbieten.

Nicht alle Betroffenen wollen einen Arzt oder eine Ärztin konsultieren, der/die auf ein solches alternativmedizinisches Feld spezialisiert ist. Die Kosten für derartige Behandlung sind oftmals sehr groß und werden von den meisten Krankenkassen nicht übernommen. Daher greifen viele Betroffene auf Mittel der Volksheilkunde zurück oder auf frei verkäufliche Arzneien der verschiedenen alternativmedizinischen Richtungen und es ist nicht verwunderlich, dass der Verkauf alternativmedizinischer Präparate über Apotheken und Internet boomt.

Dieses Buch möchte die Bedürfnisse vieler Betroffenen aufgreifen. Es liefert gut aufbereitete Informationen zu den unterschiedlichen alternativmedizinischen Richtungen, die derzeit zur Behandlung von Asthma und Allergieerkrankungen zur Verfügung stehen. Das Buch stellt diese alternativmedizinischen Ansätze vor und listet dann bewährte Mittel und Anwendungen zur Behandlung von Asthma und Allergien auf. Dabei geben die einzelnen Kapitel auch Hinweise zur Dosierung und Art der Anwendung der einzelnen Mittel, ebenso wie Hinweise zu möglichen Unverträglichkeiten sowie Zeiten, in denen von der Einnahme eines bestimmten Mittels abgeraten wird (etwa in der Schwangerschaft). Der Schwerpunkt liegt stets auf jenen Mitteln und Anwendungen, die Sie als Leser oder Leserin selbst durchführen können.

Menschen, die von Asthma und/oder Allergien betroffen sind, können dieses Buch zur Hand nehmen, um sich einen schnellen Überblick über unterschiedliche alternativmedizinische Ansätze sowie deren Mittel und Anwendungen zu verschaffen und dann eine selbstbestimmte Entscheidung zu treffen. Ziel des Buches ist es, Ihnen als Leserinnen und Leser all jene Informationen an die Hand zu geben, die Sie brauchen, um eine fundierte Entscheidung für eine Behandlung treffen zu können, die zu Ihnen und Ihrer Erkrankung passt.

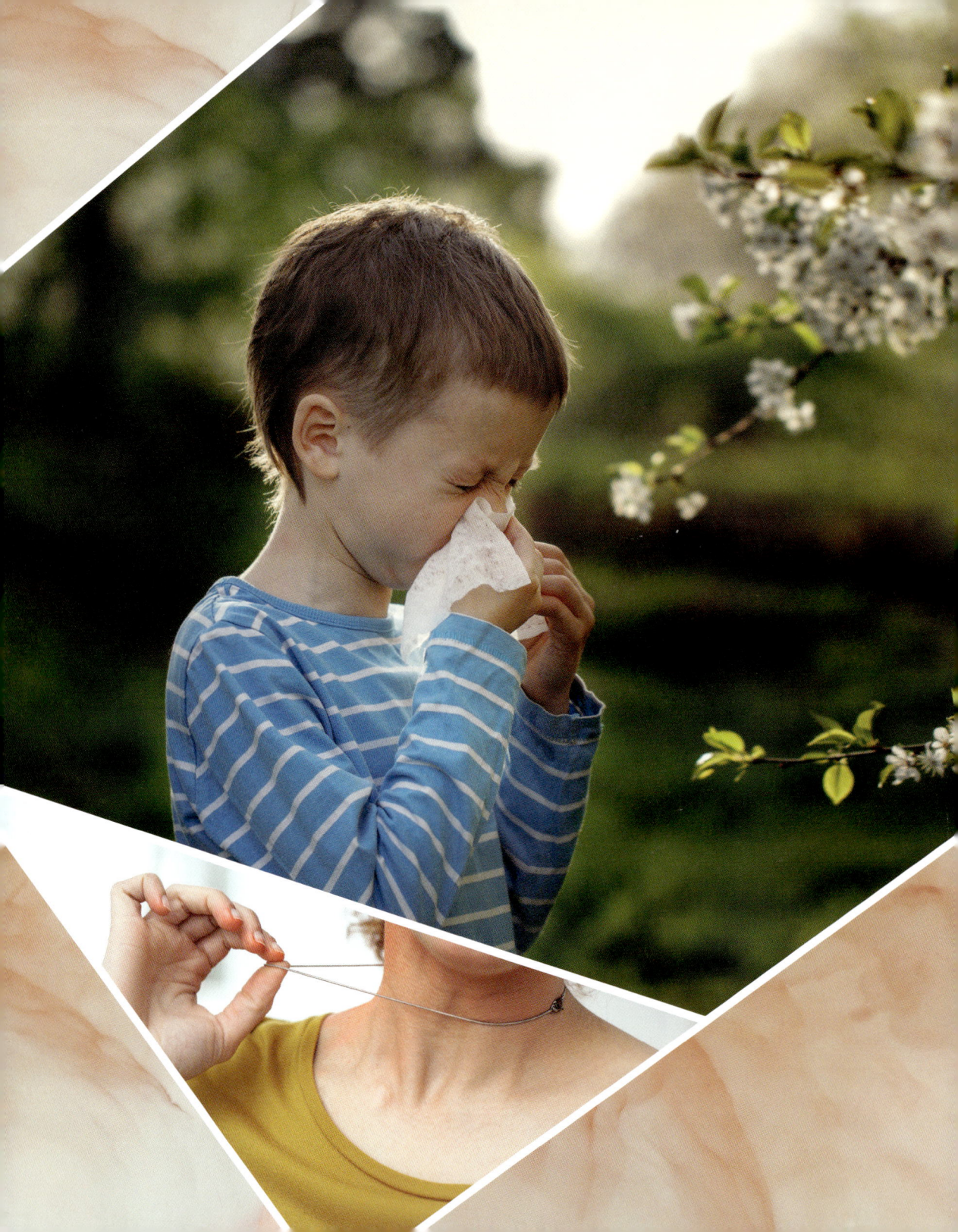

Krankheitsbilder & schulmedizinische Behandlung

Allergieerkrankungen

Eine Allergie ist eine Abwehrreaktion des Körpers, die sich gegen an sich harmlose Substanzen wendet. Zumeist wird eine Allergie als *eine überschießende Reaktion des Immunsystems* gegen körperfremde Stoffe bezeichnet. Diese Stoffe, sogenannte Allergene, sind in den meisten Fällen Eiweißverbindungen aus der Natur. Alles in allem sind mehr als 20.000 Substanzen bekannt, auf die Menschen allergisch reagieren können. Die Liste wird angeführt von Allergien gegen diverse *Pollen, Nahrungsmittel oder einzelne Bestandteile derselben, Schimmelpilze, Milben, Medikamente und Metalle.*

Etwa 30 % der Menschen im deutschsprachigen Raum leiden an einer Allergie (die meisten sind von Heuschnupfen, also Pollenallergie, betroffen), viele von ihnen sind auf mehr als einen Stoff allergisch. Die genauen Entstehungsgründe für Allergien sind noch unbekannt. Diskutiert werden Erbanlagen, veränderte Nahrungsmittel und Medikamente, übertriebene Hygiene sowie Umweltveränderungen. Die Kosten für die Behandlung von Allergieerkrankungen gehen in die Milliarden Euro jährlich, hinzu kommen noch einmal mehrere Milliarden Euro aufgrund von Arbeitsausfällen der betroffenen Personen.

Allergiesymptome können sich in unterschiedlicher Weise und an verschiedenen Körperstellen äußern:

· *Betroffenheit der Augen* (gerötete, geschwollene Augen, Augenbrennen oder -jucken)

· *Betroffenheit der oberen Atemwege* (rinnende oder verstopfte Nase, Niesanfälle, geschwollener Rachen, Bildung von Aphthen, schmerzende Neben- und Stirnhöhlen)

· *Betroffenheit der unteren Atemwege* (allergischer Husten mit /ohne Auswurf, Atembeschwerden, allergisches Asthma)

· *Betroffenheit der Haut und des darunterliegenden Gewebes* (Bläschenbildung, Entstehung von Quaddeln, gerötete oder trockene Haut)

· *Aber auch unspezifische Allergiesymptome wie Kopfschmerzen, Übelkeit, Verdauungsbeschwerden, Fieber, Müdigkeit, Konzentrationsstörungen etc.*

· *Im schlimmsten Fall: Anaphylaktischer Schock* (am häufigsten kommt dieser bei Insektenstichen und Nahrungsmittelallergien vor und kann bis zum Tod führen)

Die Reaktionszeit, also die Zeit von der Konfrontation mit dem Allergen bis hin zum Auftreten der allergischen Reaktionen und Symptome, kann von Mensch zu Mensch unterschiedlich sein. Allergische Reaktionen und Symptome können entweder unmittelbar nach dem Kontakt mit dem Stoff oder aber auch verzögert erst nach 1–3 Tagen auftreten. Vor allem Letzteres macht den Zusammenhang der Symptome mit einem bestimmten Allergen für die Betroffenen nicht immer deutlich.

Bei den Betroffenen zeigen sich bei Kontakt mit einem Allergen selten nur einzelne Symptome wie z. B. gerötete Augen, sehr häufig kommt es zu einer Kombination von verschiedenen Symptomen (z. B. gerötete

Augen, Niesanfälle und Atembeschwerden). Darüber hinaus können Symptome nur zu einer bestimmten Jahreszeit (z. B. eine Pollenallergie, die sich nur im Frühjahr/Sommer zeigt) oder nach einem bestimmten Ereignis (z. B. bei Kontakt mit Tieren oder Metallen) oder aber auch ganzjährig und ohne unmittelbar sichtbares auslösendes Ereignis (z. B. bei einer Allergie gegen Milben oder Schimmelpilze) auftreten.

Des Weiteren kommen *Kreuzreaktionen* bei Allergien sehr häufig vor bzw. können sich auch im Lauf der Jahre entwickeln. Eine Kreuzreaktion bedeutet die Verbindung einer ursprünglichen Allergie mit einer weiteren, davon abhängigen Allergie. Am häufigsten zeigen sich diese bei Allergien gegen Baumpollen, Gräser oder Beifußpollen und bestimmten Nahrungsmitteln, am häufigsten Obstsorten. Allerdings kann auch eine Allergie auf Schimmelpilze, die sich unerkannt auf bestimmten Lebensmitteln wie Obst oder Gemüse festsetzen, eine Kreuzallergie auf dieses Lebensmittel vortäuschen. Wer immer nach dem Genuss von jeglichem rohen Obst oder Gemüse allergische Symptome bekommt, sollte eher an eine Allergie gegen Schimmelpilze auf der Obstschale oder an eine Fructose-Intoleranz als an eine Kreuzreaktion denken.

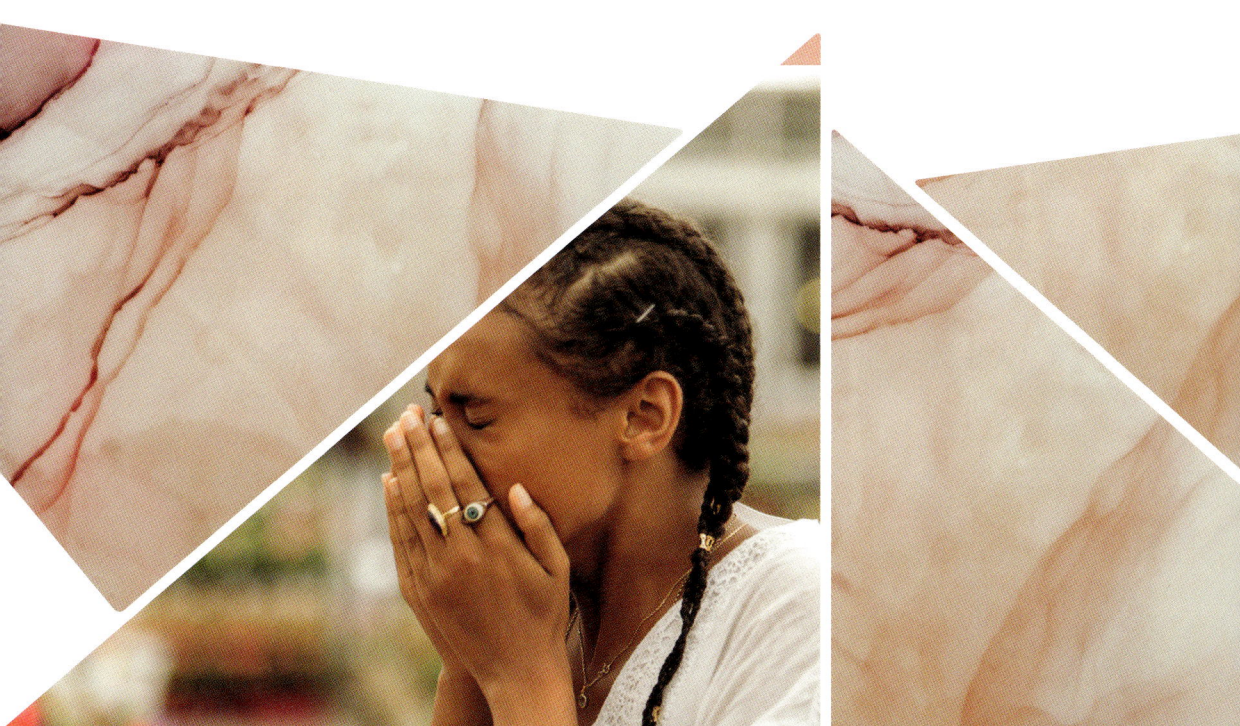

Im schlimmsten Fall können Allergien tödlich enden, entweder durch einen anaphylaktischen Schock oder auch durch einen schweren Asthmaanfall. Dies betrifft im deutschsprachigen Raum etwa 6.000 Menschen pro Jahr.

Allergien zeigen sich manchmal nicht direkt und unmittelbar. Auch Migräne und andere Kopfschmerzen, Übelkeit, Darmbeschwerden, Müdigkeit, sogar depressive Verstimmungen können Symptome einer zumeist Nahrungsmittelallergie oder -unverträglichkeit sein. Lassen Sie sich einmal dahingehend testen, wenn Sie unter diesen Beschwerden leiden und keine anderen Ursachen gefunden werden. Auch ein übermäßiger Darmpilzbefall (Candida) kann allergische Symptome auslösen.

Herauszufinden, auf welche Stoffe Menschen im Einzelnen allergisch reagieren, ist oftmals gar nicht einfach und kann lange dauern. Die Schulmedizin hält hierzu verschiedene Methoden der Testung bereit.

Allgemeiner Hinweis:

Die im folgenden dargestellten Krankheitsbilder inklusive ihrer Symptombeschreibungen entsprechen der schulmedizinischen Sichtweise. Es soll an dieser Stelle darauf hingewiesen werden, dass alternativmedizinische Ansätze wie etwa Ayurveda, TCM oder Homöopathie teilweise hiervon recht abweichende Sichtweisen auf die jeweiligen Krankheitsbilder und ihre Ursachen bzw. Auswirkungen haben.

Zudem soll an dieser Stelle angemerkt werden, dass die Schulmedizin in ihrer Behandlung zumeist symptombezogen arbeitet, also Mittel für einzelne Symptome oder eine Gruppe von Symptomen anbietet. In alternativmedizinischen Ansätzen wird zum Teil auch symptombezogen gearbeitet (z. B. eine bestimmte Teemischung für entsprechende Symptome), es kommen aber auch ganzheitliche Verfahren zum Einsatz (z. B. eine komplette Nahrungsmittelumstellung). Siehe hierzu das Kapitel Ganzheitliche Ansätze.

› *Allergieerkrankungen der Augen &*
oberen Schleimhäute/Atemwege

Allergieerkrankungen der Augen und oberen Schleimhäute und Atemwege sind die *häufigsten* Allergieerkrankungen weltweit. In den meisten Fällen handelt es sich dabei um *Heuschnupfen (Pollenallergie), Allergien gegen Tierhaare, Schimmelpilze oder Hausstaub und Nahrungsmittelallergien oder -unverträglichkeiten*, die entsprechende Beschwerden an den oberen Schleimhäuten und Atemwegen hervorrufen. Auch einzelne Bestandteile von Nahrungsmitteln wie *Histamin* und *Fructose* können allergieähnliche Symptome auslösen. Nicht immer muss es sich dabei um eine ausgewiesene Histamin- oder Fructoseintoleranz handeln.

Heuschnupfen oder *Heufieber* ebenso wie Allergien gegen Tierhaare z. B. von Pferden sind schon seit der Antike als Erkrankungen bekannt, bereits Hippokrates erwähnte diese. Zu *Zivilisationserkrankungen* sind sie allerdings erst in den letzten Jahrzehnten geworden. Diese Tatsache spiegelt sich auch in der Schwerpunktsetzung von Kräuterbüchern verschiedener Zeiten wider. In älteren Werken ist dem Heufieber oftmals nur ein recht kurzer Abschnitt gewidmet. Heutige Kräuterbücher behandeln das Thema dagegen oftmals auf mehreren Seiten oder in einem eigenen Kapitel.

Dies sind die häufigsten Beschwerden bei Allergieerkrankungen der Augen und oberen Schleimhäute/Atemwege:

· *Gerötete, tränende und/oder juckende Augen*

· *Jucken in der Nase oder verstopfte Nase*

· *Niesanfälle, Fließschnupfen*

· *Ständige Schleimproduktion im hinteren Rachenraum (Postnasal Drip)*

· *Anschwellung von Lippen und/oder Mundschleimhaut (kann bis hin zu Gaumen, Rachen oder Ohren gehen)* **sowie Halsschmerzen**

· *Bildung von Aphthen auf der Mundschleimhaut (Entstehung häufig verzögert erst einige Stunden bis Tage nach dem Allergenkontakt, daher nur schwer mit dem auslösenden Allergen in Verbindung zu bringen)*

· *Schmerzen im oberen Kieferbereich durch Ausstrahlung verschwollener/ verstopfter Nebenhöhlen zu den Zähnen hin*

· *Kopfschmerzen durch verschwollene oder verstopfte Stirnhöhlen*

Auch wenn sich Allergieerkrankungen zumeist in erster Linie an den Augen und oberen Schleimhäuten/Atemwegen zeigen, können zusätzlich andere Symptome auftreten:

· *Eingeschränkte Atemfähigkeit durch Mitbetroffenheit der unteren Atemwege*

· *leichtes allergisches Asthma während der Pollensaison*

· *Magen-Darm-Beschwerden durch Verschlucken von Pollen oder durch Nahrungsmittelunverträglichkeiten*

· *Auch ein allgemeines Krankheitsgefühl kann vorhanden sein, evtl. sogar Fieber und Gliederschmerzen*

Die Schulmedizin bietet unterschiedliche Behandlungen zur Reduktion oder Unterdrückung der allergischen Symptome an:

· *Antihistaminika als Augentropfen, Nasensprays oder auch oral als Tabletten zum Einnehmen*

· *Bronchienerweiternde Medikamente bei Betroffenheit der unteren Atemwege*

Diese Medikamente werden von den Betroffenen entweder bei Bedarf oder auch regelmäßig über einen gewissen Zeitraum bis hin zu lebenslang eingenommen. Einige Mittel sind mit (zum Teil schweren) *Nebenwirkungen* verbunden, vor allem, wenn sie auf Dauer eingenommen werden: Zu diesen unerwünschten Wirkungen gehören *Mundtrockenheit/ Heiserkeit, Müdigkeit, Blutbildveränderungen sowie Gewichtszunahme.*

Zusätzlich hält die Schulmedizin als derzeit einzige Möglichkeit der Heilung die *Hyposensibilisierung* bereit. Hierbei werden minimale Dosen des allergieauslösenden Stoffes oral oder subkutan zugeführt, um den Körper langsam an ein Allergen zu gewöhnen. Dies ist vor allem dann erfolgversprechend, wenn Allergien auf nicht zu viele verschiedene Stoffe bestehen, am wirkungsvollsten hat sich die Hyposensibilisierung bei einer bestehenden Allergie auf Insektengifte gezeigt. Allerdings ist mit einer bis zu dreijährigen Dauer der Behandlung zu rechnen.

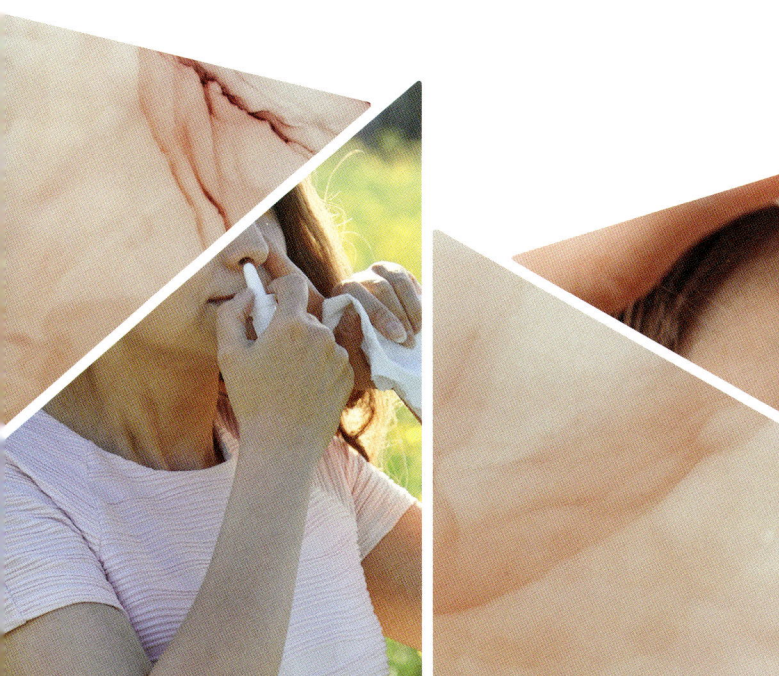

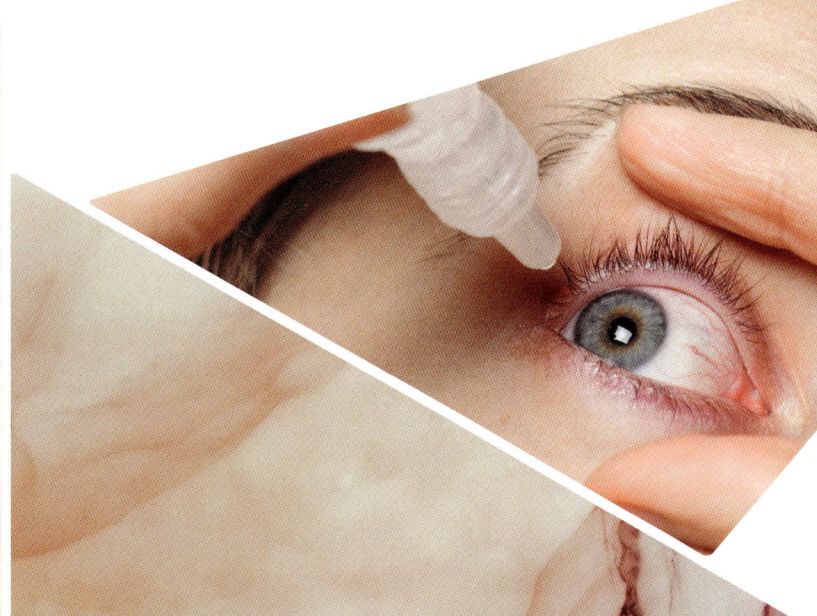

› *Allergieerkrankungen der unteren Atemwege*

Einige Betroffene reagieren bei Kontakt mit Allergenen mit Allergiesymptomen der unteren Atemwege. Auslöser können *Pollen, Tierhaare, Schimmelpilze, Hausstaub, Nahrungsmittel, Medikamente, Insektengifte und viele weitere Stoffe* sein. Sie zeigen eine Verkrampfung der Atemmuskulatur und vermehrte Schleimproduktion, die das Atmen (v. a. das Ausatmen) erschweren. Dieses Krankheitsbild wird *allergisches Asthma* genannt.

Oftmals leiden Heuschnupfen-Betroffene während der Pollensaison auch an einer *eingeschränkten Lungenfunktion*, bekommen ungenügend Luft, jede Anstrengung fällt ihnen schwer. In etwa 30 % aller Fälle haben PollenallergikerInnen sogar ein diagnostiziertes allergisches Asthma. Aber auch andere Allergieerkrankte reagieren oftmals mit allergischen Atembeschwerden, vor allem dann, wenn sie dem entsprechenden Allergen über einen längeren Zeitraum ausgesetzt sind (sogenannter *Etagenwechsel*). Wer beispielsweise auf Katzen allergisch ist und sich länger mit einer Katze gemeinsam aufhalten muss, reagiert zunächst mit geröteten Augen, dann mit einer laufenden Nase und Niesanfällen, schließlich mit Atemwegsbeschwerden, eventuell kommen noch allergische Hautreaktionen dazu.

Menschen, die unter allergischem Asthma leiden, sind durch die gehemmte Atemfähigkeit in ihrer Lebensqualität deutlich eingeschränkt. *Abgeschlagenheit, Schlafmangel durch häufige Wachphasen aufgrund von Atemnot* und unspezifische Allergiesymptome wie *Magen-Darm-Beschwerden* oder *Kopfschmerzen* kommen oft noch hinzu.

Die Schulmedizin bietet unterschiedliche Behandlungen zur Reduktion oder Unterdrückung von allergischen Atemwegsreaktionen an:

· *Antihistaminika oral als Tabletten zum Einnehmen*

· *Bronchienerweiternde Medikamente als Spray oder Tabletten oder zur Inhalation*

Diese Medikamente werden von den Betroffenen entweder bei Bedarf oder auch regelmäßig über einen gewissen Zeitraum bis hin zu lebenslang eingenommen. Einige Mittel sind mit (zum Teil schweren) *Nebenwirkungen* verbunden, vor allem, wenn sie auf Dauer eingesetzt werden. Zu diesen unerwünschten Wirkungen gehören *Mundtrockenheit/Heiserkeit, Müdigkeit, Blutbildveränderungen sowie Gewichtszunahme.*

Zusätzlich hält die Schulmedizin als derzeit einzige Möglichkeit der Heilung die *Hyposensibilisierung* bereit. Hierbei werden minimale Dosen des allergieauslösenden Stoffes oral oder subkutan zugeführt, um den Körper langsam an ein Allergen zu gewöhnen. Dies ist vor allem dann erfolgversprechend, wenn Allergien auf nicht zu viele verschiedene Stoffe bestehen, am wirkungsvollsten hat sich die Hyposensibilisierung bei einer bestehenden Allergie auf Insektengifte gezeigt. Allerdings ist mit einer bis zu dreijährigen Dauer der Behandlung zu rechnen.

› *Allergieerkrankungen der Haut &*
des darunterliegenden Gewebes

Allergieerkrankungen können sich auch an der Haut der Betroffenen zeigen. Hierzu gehören allergische Reaktionen auf *Insektenstiche*, die *Dermatitis nach Kontakt mit unterschiedlichen Stoffen* (v. a. Metallen) oder die *Sonnenallergie*. Auch Allergien gegen Tierhaare oder Nahrungsmittelallergien und -unverträglichkeiten können sich, zumeist zeitverzögert, durch allergische Hautreaktionen zeigen.

Ob die Neurodermitis mit zu den Allergieerkrankungen gehört, ist umstritten. Einige ExpertInnen rechnen sie nicht mit dazu. In diesem Buch wird die Neurodermitis aber als Allergieerkrankung mit behandelt, da sich bei vielen Menschen mit Neurodermitis das Hautbild nach dem Genuss bestimmter Nahrungsmittel oder bei Kontakt mit Tierhaaren oder Pollen verschlechtert.

Bei allergischen Symptomen der Haut kommt es zu Hautreaktionen in Form von *Schwellungen*, *Quaddelbildung* oder auch *klein- bis großflächigen Ekzemen*. Oftmals quälender Juckreiz stellt sich ein, Ekzeme können sich zusätzlich schuppen oder nässen.

Die Schulmedizin bietet unterschiedliche Behandlungen zur Reduktion oder Unterdrückung von allergischen Hautreaktionen an:

· *Antihistaminika oral als Tropfen oder Tabletten zum Einnehmen*

· *(zumeist cortisonhaltige)* **Salben**

Für Allergien gegen Insektengifte hält die Schulmedizin eine *Hyposensibilisierung* bereit, die gute Erfolge zeigt. Für alle anderen allergischen Hauterkrankungen müssen schulmedizinische Mittel entweder bei Bedarf (Sonnenallergie etc.) oder auch lebenslang (v. a. bei Neurodermitis) angewendet werden.

› Nicht allergisches Asthma, Anstrengungsasthma, Asthma bronchiale

Asthmatische Beschwerden können diverse Allergien als Ursachen haben, dies wird als *allergisches Asthma* bezeichnet. Asthma kann aber auch unabhängig von Allergien auftreten. Hier stellt sich dann zumeist unter körperlicher Belastung das sogenannte *Anstrengungsasthma* oder auch *Asthma bronchiale* ein. Allerdings zeigen sich in der Realität Allergieerkrankungen und Asthma als eng miteinander verbunden. Viele AllergikerInnen reagieren auch mit einer *eingeschränkten Lungenfunktion* und viele AsthmatikerInnen haben zusätzlich diverse Allergien. Nicht immer ist daher ganz einfach die Unterscheidung zu treffen, ob jemand an allergischem oder an Anstrengungsasthma leidet. Es gibt wohl auch zahlreiche Mischformen.

Aus diesen Gründen wird auch das nicht allergische Asthma, das sog. Anstrengungsasthma, im vorliegenden Buch mit behandelt.

Asthma bronchiale ist eine chronische Entzündung der unteren Atemwege. Anfallsartig treten dabei *pfeifende Atmung, Husten, Engegefühl in der Brust, Kurzatmigkeit und Luftnot* auf. Auch in den Zeiten zwischen einzelnen Asthmaanfällen ist das Lungenvolumen der Betroffenen oft deutlich eingeschränkt, größere Anstrengungen wie Wanderungen, Treppensteigen, Laufen etc. können nur mit Mühe unternommen werden. Ein akuter Asthmaanfall, der nicht behandelt wird, kann zu einem *Status asthmaticus* führen, der lebensbedrohlich verlaufen kann. Nicht behandeltes Asthma kann über Jahre auch dazu führen, dass *feine Teile der Bronchien absterben*, was eine dauerhafte, nicht reparable Schädigung bedeutet. Zudem ist bei nicht behandeltem Asthma die Lebensqualität der Betroffen oft deutlich eingeschränkt.

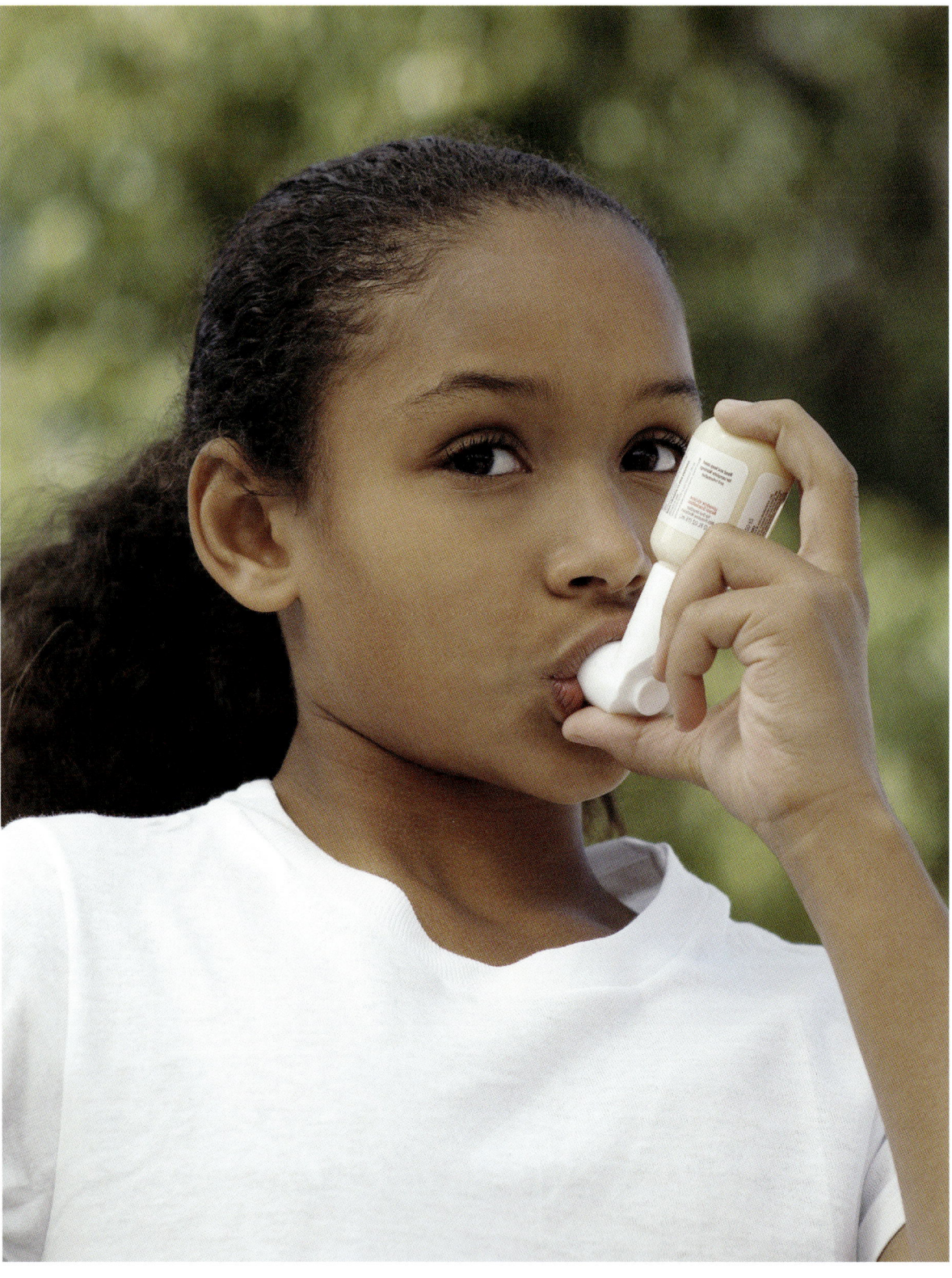

Die Schulmedizin hält zur Behandlung von Asthma diverse Mittel bereit:

· *entkrampfende Mittel*

· *entzündungshemmende Medikamente*

· *atemwegserweiternde Medikamente*

Entzündungshemmende Mittel sind als Dauermedikation gedacht und müssen zumeist regelmäßig und oft auch lebenslang eingenommen werden. Die anderen Mittel sind eine Bedarfsmedikation. Oftmals kann durch die Dauermedikation mit entzündungshemmenden Mitteln eine Symptomfreiheit erreicht werden, die eine Bedarfsmedikation unnötig macht.

Einige schulmedizinische Medikamente haben *Nebenwirkungen*. Vor allem Cortison wird mit zahlreichen Nebenwirkungen in Verbindung gebracht. Daher ist die Einnahme von Cortison in *Tablettenform* bedenklich, da hier große Mengen eingenommen werden müssen, um eine Wirkung in den Atemwegen zu erzielen. Die *inhalative Cortisontherapie* gilt dagegen als weitgehend *nebenwirkungsfrei*. Im Einzelfall kommen aber auch hier unerwünschte Wirkungen, wie z. B. Heiserkeit oder Pilzinfektionen im Mund-/Rachenbereich, vor.

Mittel oder Methoden zur Heilung von *Asthma bronchiale* kann die Schulmedizin derzeit nicht anbieten.

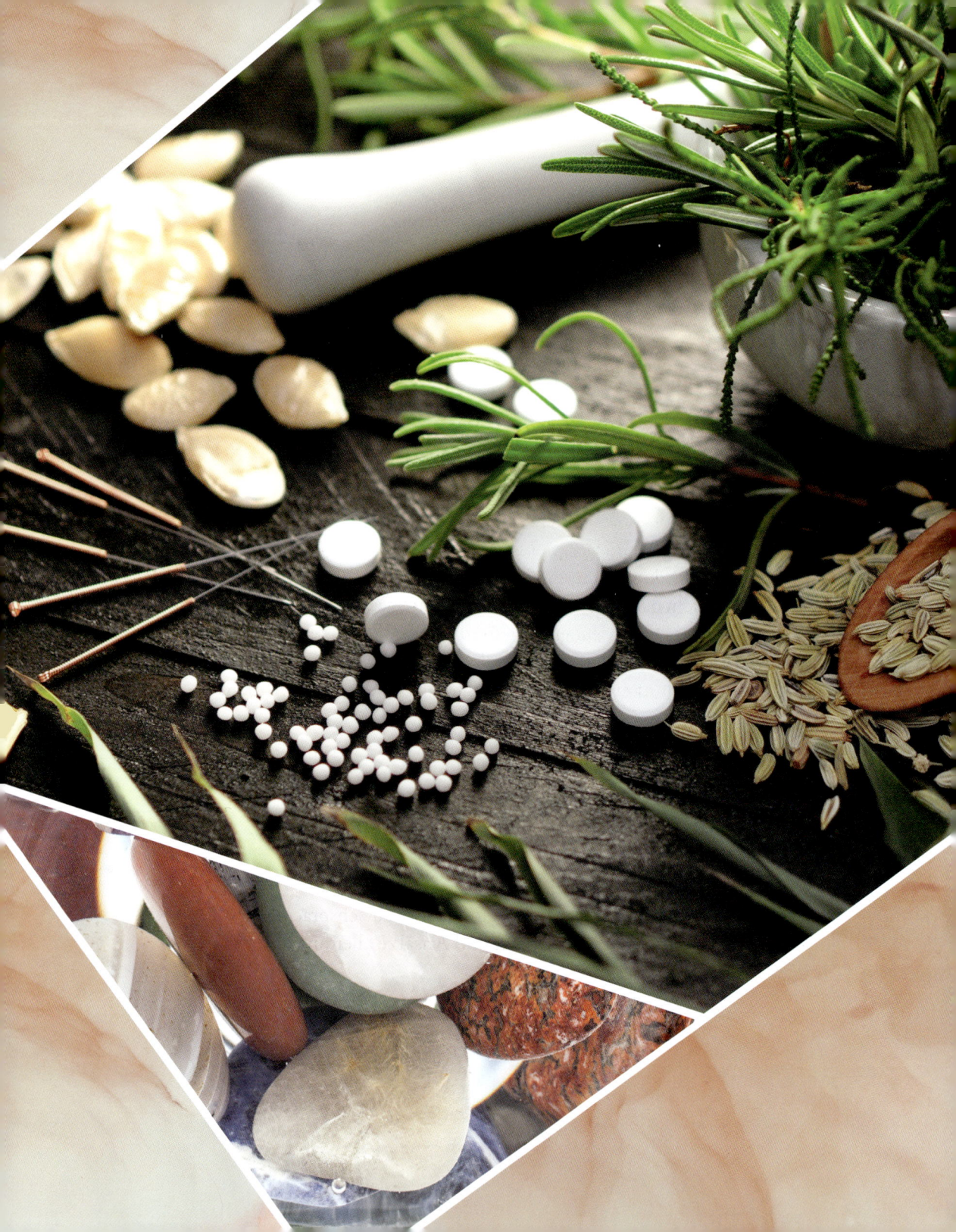

Alternativmedizinische Behandlungsmethoden im Überblick

Die WHO (World Health Organization) definiert alternativmedizinische Behandlungsmethoden als Therapien *„unter Verwendung von Kräutermedizin, tierischen Präparaten und Mineralien sowie Behandlungen ohne Medikation, Manualtherapien und spirituelle Therapien"* (WHO Fact Sheet No. 134, 2003). In einigen Weltgegenden (Indien, afrik. Länder) macht die Behandlung mit alternativmedizinischen Methoden bis zu 80 % der gesamten dortigen medizinischen Versorgung aus.

Auch im deutschsprachigen Raum ist in den letzten Jahren das Interesse an verschiedenen alternativmedizinischen Richtungen gestiegen. 2/3 aller Menschen gehen zumindest hin und wieder auch zum Alternativmediziner. Die Ausgaben hierfür, die meist privat getragen werden müssen, liegen jährlich im Milliardenbereich.

Allerdings gibt es eine Vielzahl an alternativmedizinischen Behandlungsmethoden. Die Tendenz ist steigend, neue Methoden kommen stetig hinzu, andere erweisen sich als nur minder wirksam und verschwinden wieder. Daher ist es nicht ganz einfach, hier den Überblick zu behalten und die für sich selbst passende Methode auszuwählen.

Im Folgenden wird eine ganze Reihe an alternativen Heilmethoden im Detail erklärt. Der Schwerpunkt in der Auswahl wurde dabei auf jene Methoden gelegt, die sich in der Behandlung von Asthma und Allergieerkrankungen bewährt haben und die im deutschsprachigen Raum verfügbar sind. Nicht alle Methoden und Ansätze allerdings eignen sich zur Selbstbehandlung.

Traditionelle Verfahren

Traditionelle alternativmedizinische Verfahren sind Methoden der Krankheitsvorsorge und Krankheitsbehandlung, die in ihrem jeweiligen Umfeld schon seit langer Zeit bestehen und auch heute noch entweder anstatt oder zusätzlich zur Schulmedizin angewendet werden. In den meisten Fällen sind sie sehr umfassend angelegt und greifen durch zahlreiche Regelungen tief in das Leben und den Tagesablauf der Menschen ein. Insofern sind sie eher als ganzheitliche Lebensphilosophien zu werten denn als gezielte Behandlung einzelner Beschwerden.

Zur Krankheitsvorsorge beinhalten traditionelle Verfahren häufig eine spezielle Ernährungslehre je nach Konstitutionstyp, bei Beschwerden werden zusätzlich Medikamente auf der Basis von pflanzlichen, tierischen und/oder mineralischen Grundsubstanzen verabreicht. Die Grenze zwischen der Aufnahme von pflanzlichen und tierischen Produkten als Nahrung und als Medizin verschwimmt hierbei oft. Darüber hinaus beinhalten traditionelle Verfahren aber auch Methoden und Anwendungen wie Manualtherapien, Körperübungen oder spirituelle Verfahren wie Meditationen.

Traditionelle Verfahren gibt es in allen Weltgegenden, von den natürlichen Grundsubstanzen werden pflanzliche am häufigsten eingesetzt. Weltweit gibt es etwa 70.000 Pflanzen, die für Heilzwecke genutzt werden, von diesen werden 10.000 Pflanzen regelmäßig verwendet. Die größte Vielfalt an Pflanzen, die zu Heilzwecken genutzt werden, gibt es in der traditionellen afrikanischen Medizin. Auch die Schulmedizin verwendet häufig Mittel, die aus Pflanzen gewonnen werden. Allerdings kommt hierbei nur selten die ganze Pflanze zum Einsatz, stattdessen werden einzelne Pflanzenbestandteile aus dem Gesamtverband herausgelöst.

Traditionelle Verfahren sind zumeist *Erfahrungswissenschaften*. Menschen haben die verschiedenen Substanzen und Methoden im Lauf der Zeit erprobt und festgestellt, dass dieses oder jenes Mittel bei dieser oder jener Erkrankung hilft oder bestimmten Beschwerden vorbeugt. Entgegen mancher Vorurteile werden auch traditionelle Verfahren modernen Gegebenheiten angepasst und beständig weiterentwickelt.

Nur ein Teil der traditionellen Heilverfahren ist im deutschsprachigen Raum bekannt oder verfügbar. Dazu zählen die *Traditionelle Europäische Medizin, die Traditionelle Chinesische Medizin* und der *Ayurveda*. Obwohl alle drei ganzheitliche, sehr komplexe Heilverfahren mit unterschiedlichen Komponenten sind, werden diese einzelnen Komponenten im modernen Kontext oftmals als voneinander getrennt wahrgenommen und von AlternativmedizinerInnen auch unabhängig voneinander angeboten. So werden Yoga und ayurvedische Ernährung häufig nicht gemeinsam praktiziert, ebenso wenig die Ernährungslehre nach den fünf Elementen gemeinsam mit Akupunktur oder Akupressur. Auf diesem Weg werden traditionelle Heilverfahren schließlich zu reinen Alternativmedizinen, indem einzelne Mittel gezielt zur Behandlung einzelner Symptome eingesetzt werden. Nicht zuletzt liegt diese Einengung an der Komplexität der traditionellen Verfahren und am erheblichen Zeitaufwand, der damit verbunden wäre, wollte man die Behandlung ganzheitlich betreiben. Wer sich einem bestimmten traditionellen Verfahren gänzlich zuwendet, muss daher mit einem großen Zeit-, aber auch Geldaufwand rechnen.

› *Traditionelle Europäische Medizin*

Als Traditionelle Europäische Medizin *(TEM)* wird eine Vielzahl an unterschiedlichen Heilmethoden im europäischen Raum bezeichnet, bei denen auf vorhandene *pflanzliche, tierische sowie mineralische Grundsubstanzen des europäischen Subkontinents* zurückgegriffen wird. Einzelne Bestandteile dieser Heilmethode, etwa die Verwendung bestimmter Pflanzen zu medizinischen Zwecken, wurden bereits in prähistorischer Zeit entwickelt, wie zahlreiche Grabfunde belegen.

In der griechisch-römischen Antike fand, auch durch Kontakte mit der arabischen Medizin, eine Verfeinerung und Verwissenschaftlichung des zuvor vor allem volkskundlich verbreiteten Wissens statt. Nach der Antike wurden besonders in den Klöstern des Mittelalters erkrankte Menschen behandelt und die europäische Medizin hierdurch weiterentwickelt. Durch den neuzeitlichen Einsatz synthetischer Möglichkeiten zur Herstellung von Arzneien und deren Überlegenheit in manchen Bereichen wurde die TEM allerdings einige Zeit in den Hintergrund gedrängt.

Seit etwa drei Jahrzehnten aber erfreut sich die TEM wieder eines breiteren Interesses. Aktuell gibt es allein im deutschsprachigen Raum eine nahezu unüberschaubare Anzahl von Menschen, die sich professionell mit TEM beschäftigen und ihr Wissen in Form von Büchern, Vorträgen oder in diversen Ausbildungen weitergeben. Zum Teil haben sie ihre Kenntnisse aus Vorgenerationen erhalten, zum Teil aber auch durch intensives Studium von Büchern und Traditionen. Dabei haben einige dieser Personen nahezu eigene Richtungen innerhalb der TEM entwickelt. Zusätzlich wurden in den vergangenen Jahren immer mehr Vereine und Gemeinschaften gegründet, deren Ziel es ist, überliefertes europäisches Heilkundewissen zu sammeln, zu erhalten und der Öffentlichkeit zugänglich zu machen.

Zumeist kommen in der TEM *Mittel aus pflanzlichen, seltener aus tierischen und mineralischen Grundsubstanzen* zum Einsatz. Je nach Anwendungsgebiet und propagierender Person wird dabei einzelnen Substanzen wie etwa bestimmten Pflanzen oder auch dem Honig bzw. Apfelessig ein besonderes Gewicht verliehen und diese somit ins Zentrum der Krankheitsvorsorge und -behandlung gestellt. In der modernen TEM werden kaum noch ganzheitliche Ansätze etwa nach den abendländischen Konstitutionstypen angewendet, stattdessen gibt es eine breite Palette der Sammlung an vor allem pflanzlichen Mitteln zum gezielten Einsatz bei Beschwerden. Verwendet werden dabei vor allem Blätter, Blüten oder Wurzeln von Pflanzen.

In der *Gemmotherapie*, einer noch recht jungen Form der TEM, wird besonders Embryonalgewebe von Pflanzen (wie Knospen, Trieb- oder Wurzelspitzen) eingesetzt.

Weiterhin spielen in der TEM auch warme und kalte *Wasseranwendungen* in Form von Bädern, Güssen, Wickeln und Waschungen eine große Rolle, wie sie besonders von Sebastian Kneipp (1821–1897) entwickelt wurden. Auch die Behandlung von Erkrankungen mittels Edelsteintherapie ist in der TEM verbreitet. Hildegard von Bingen (1098–1179) etwa beschreibt diese Anwendungen sehr ausführlich in ihren Werken, die auch heute noch Verwendung finden. Bei der *Edelsteintherapie* werden spezielle Steine am Körper getragen oder auch Wasser, in das über Nacht Steine eingelegt wurden, getrunken. Von der Einnahme pulverisierter Edelsteine, die sich noch in diversen älteren Werken als Empfehlung findet und auch etwa im Ayurveda teilweise noch praktiziert wird, nimmt man in der TEM heute allerdings Abstand.

In der modernen TEM ist zu beobachten, dass *Nahrung* an sich immer mehr als Heilmittel verstanden wird und Krankheiten und Beschwerden über einen gezielten Einsatz einer speziellen Ernährung gelindert werden sollen. Dabei ist eine Tendenz hin zu vollwertiger, möglichst basischer und biologisch erzeugter Nahrung erkennbar. Allerdings ist eine solche Ernährung nicht für alle Menschen mit Allergieerkrankungen geeignet, da sie große Mengen an (zumeist rohem) Obst und Gemüse, eventuell auch Nüssen, enthält, welche für viele Betroffene nicht verträglich sind. Auf diesen Punkt wird weiter unten bei den verschiedenen Ernährungsformen noch detailliert eingegangen.

Mit dem steigenden öffentlichen Interesse an TEM hat sich auch das Angebot an Büchern oder Ausbildungen, die sich an Laien zum Zweck der Selbstbehandlung richten, vervielfältigt und ist nahezu unüberschaubar geworden.

› *Traditionelle Chinesische Medizin*

Die Grundlagen der Traditionellen Chinesischen Medizin *(TCM)* wurden bereits vor etwa 2000 Jahren schriftlich fixiert. Hierdurch ist zunächst im Osten ein recht einheitliches Heilsystem entstanden. Ab den 1950er-Jahren kam es dann zu einer Überarbeitung, Strukturierung und auch Vereinfachung der alten Quellen, welche die TCM bereit machten für einen Export in den Westen. Dennoch wird die TCM auch in westlichen Ländern von ihren VertreterInnen immer noch als ein ganzheitlich angelegtes Heilsystem verstanden. Der Krankheitsvorsorge durch *richtige Lebensweise, Ernährung, strukturierten Tagesablauf* und auch *spirituelle Elemente* wird eine große Bedeutung beigemessen. Der menschliche Körper wird dabei als ein *komplexes und in sich zusammenhängendes System* betrachtet, wodurch sich Symptome nicht nur am erkrankten Organ, sondern auch an ganz anderen Stellen äußern können. Besonders die *Lebensenergie Qi* wird hier als zentral erachtet, die ungehindert fließen sollte.

TCM im deutschsprachigen Raum setzt sich zumeist aus mehreren Elementen zusammen. Die *Kräutertherapie* spielt dabei eine zentrale Rolle. Aber auch *Akupunktur* oder *Akupressur* kommen zum Einsatz, womit über spezielle Körperpunkte die Lebensenergie Qi aktiviert werden soll. Weitere manuelle Verfahren wie *Schröpfen* oder *Tuina-Massage* sind oftmals ebenfalls Teil der Behandlung. Auf der spirituellen Ebene kann *Qigong* oder *Taiji* hinzukommen.

Die im deutschsprachigen Raum in letzter Zeit immer beliebter werdende Behandlung von Erkrankungen mittels *Heilpilzen* (Mykotherapie) oder Blaualgen stammt ursprünglich ebenfalls aus der TCM, wird mittlerweile aber oftmals unabhängig davon angewendet. Vor allem bei Allergien, aber auch bei bösartigen Tumoren wurden bereits gute Ergebnisse erzielt.

Es gibt eine Vielzahl an Büchern zur TCM auf dem deutschsprachigen Buchmarkt. Ebenso boomen Angebote der Ausbildung *Ernährungsberatung nach TCM*. Für eine Selbstbehandlung eignen sich die klassischen, sehr komplexen Formen der TCM allerdings nur wenig. Insbesondere muss davon abgeraten werden, sich selbst Kräutermischungen aus für den europäischen Raum ungewohnten Kräutern zusammenzustellen und diese über längere Zeit einzunehmen, da hierdurch auch schwere Nebenwirkungen entstehen können. Betroffene, die dies ausprobieren möchten, sollten sich an eine/n TCM-Expertin/en wenden. Akupunktur ist natürlich ebenfalls nur bei einem TCM-Experten oder einer TCM-Expertin möglich.

Akupressur dagegen kann selbst angewendet werden, ebenso ist eine Eigenbehandlung mit einzelnen ausgewählten Heilkräutern, Heilpilzen oder Blaualgen möglich.

› *Ayurveda*

Ayurveda bedeutet *Wissen von der gesunden Lebensweise.* Der Ayurveda stammt aus Indien und ist dort seit Jahrtausenden das traditionelle Heilsystem. Die ältesten Quellen, in denen der Ayurveda erwähnt wird, stammen aus der Zeit von etwa 3000 v. Chr. Systematisch verschriftlicht wurde der Ayurveda ab etwa 600 v. Chr. In Indien ist der Ayurveda weit verbreitet und Ayurveda-ExpertInnen sind in der Bevölkerung hoch angesehen.

Der Ayurveda ist ein ganzheitliches Gesundheitssystem. Durch die Einteilung der Menschen nach unterschiedlichen *Konstitutionstypen* (Vata, Pitta, Kapha) kann der Ayurveda sehr genaue Angaben zur Gesundheitsvorsorge und auch der speziellen Krankenbehandlung machen. Eine klassische ayurvedische Behandlung besteht zumeist aus einer bestimmten Ernährungsweise je nach Konstitutionstyp, der Einnahme von pflanzlichen, tierischen oder mineralischen Substanzen, *Yoga* in Form von Körper- und Atemübungen, aber auch zahlreichen Regelungen des Tagesablaufs, vom Zeitpunkt des Aufstehens bis hin zur Ausübung der Sexualität. Zu Beginn einer Behandlung steht oftmals eine komplette *Reinigung* des Körpers mittels Einläufen, induziertem Erbrechen und speziellen Massagen. Viele traditionelle ayurvedische Ärzte und Ärztinnen nehmen zur genauen Diagnose, aber auch im Behandlungsverlauf eine medizinische Auswertung des Geburtshoroskops ihrer KlientInnen vor.

Im deutschen Sprachraum wird die klassisch ayurvedische Medizin nur von wenigen ÄrztInnen angeboten. Ayurveda boomt dagegen als Wellnessmethode vor allem in Form von ayurvedischen Massagen und Kuren. Wer sich mit Ayurveda selbst behandeln möchte, kann auf einzelne Kräuter(mischungen) zurückgreifen, die sich bei der Behandlung von Asthma und Allergien bewährt haben. Hierbei sollten Kräuter von seriösen Anbietern aus dem europäischen Raum bevorzugt werden. Bei der Einnahme von ayurvedischen Kräutern aus Indien kam es in der Vergangenheit aufgrund mangelnder Kontrollen immer wieder zu teilweise lebensbedrohlichen Schwermetallvergiftungen. Auch spezielle Yogaübungen eignen sich zur Selbstbehandlung. Eine detaillierte ayurvedische Heilbehandlung mit spezieller Ernährung je nach Konstitutionstyp ist aufgrund der Komplexität allerdings nur bei einem ayurvedischen Arzt oder einer Ernährungsberaterin möglich.

› *Andere traditionelle Verfahren*

Andere traditionelle alternativmedizinische Verfahren sind bislang nur ungenügend im europäischen Raum angekommen. Dies liegt bei einigen Verfahren daran, dass sie nicht für den Export nach Europa gedacht sind, es hier also keine Bezugsquellen gibt, bei anderen aber auch in der Uneinheitlichkeit der Methoden. Dies ist etwa in der Traditionellen Afrikanischen Medizin der Fall, die aufgrund der Größe des Kontinents regional erheblich variiert. Hinzu kommt die ungeheure Fülle an Heilpflanzen und Methoden, die in Afrika Anwendung finden. Bislang haben daher aus der Traditionellen Afrikanischen Medizin im deutschen Sprachraum nur einige wenige Pflanzen, wie etwa die *Teufelskralle* oder der *Schwarzkümmel*, Verbreitung gefunden.

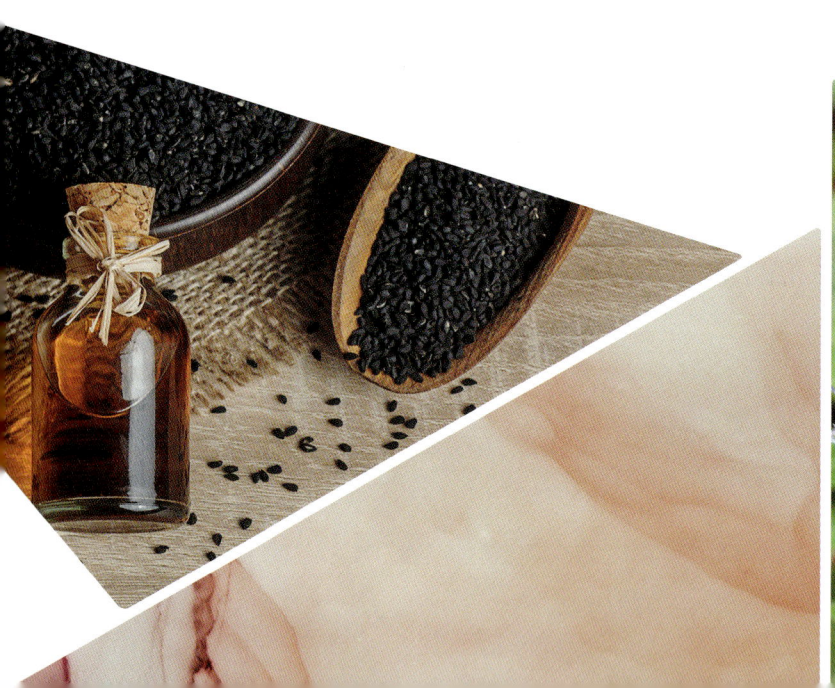
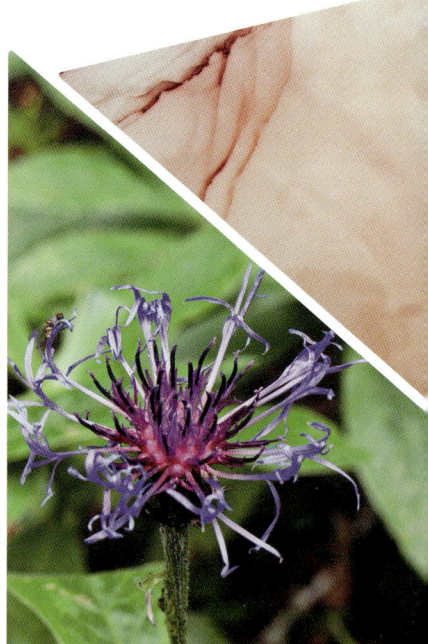

Neuere Methoden der Heilbehandlung

Im Lauf der letzten 200 Jahre hat sich eine Vielzahl an neueren Methoden der alternativen Krankheitsbehandlung entwickelt und etabliert. Einige wenige, wie z. B. die Aromatherapie, sind Wiederentdeckungen und Weiterentwicklungen von eigentlich sehr alten Verfahren, die meisten Methoden allerdings sind Neuentwicklungen einzelner Personen oder Schulen. Einige Verfahren verwenden Grundsubstanzen aus der Natur, die sie als Essenzen oder in potenzierter Form anwenden (z. B. Homöopathie, Blütenessenzen). Andere arbeiten mit *körpereigenen Schwingungen* (Bioresonanz) oder *körpereigenen Substanzen* (Blut, Urin). Ein recht neuer Trend in der alternativen Medizin ist die gezielte Zufuhr von diversen Stoffen, oft in sehr hohen Dosierungen, die auf das komplette biologische System des Menschen einwirken sollen *(Orthomolekulare Medizin, Leisenkur, Blaualgen, Honig-Essig-Anwendungen)*.

Obwohl auch die meisten neueren alternativmedizinischen Verfahren ein ganzheitliches Menschen- und Krankheitsbild vertreten, sind sie im Gegensatz zu traditionellen Verfahren zumeist wesentlich weniger umfassend angelegt. Für die KlientInnen bedeutet dies häufig *nur* regelmäßige Arztbesuche (z. B. bei der Bioresonanz) oder die Einnahme von diversen Mitteln (z. B. bei der Homöopathie), eine oft als sehr einschränkend erlebte Strukturierung des Tagesablaufs wie etwa durch eine spezielle Ernährung bleibt aus.

Allerdings gibt es auch unter den neueren alternativmedizinischen Ansätzen einige Verfahren, die über eine angepasste Ernährung ganzheitlich auf den menschlichen Organismus einzuwirken versuchen. Hierzu gehören etwa die *Makrobiotik*, die *vegane* oder die *Paläo-Ernährung.* Abgesehen von ökologischen oder ethischen Gesichtspunkten, erfreuen sich diese speziellen Diäten auch aus gesundheitlichen Gründen wachsender Beliebtheit.

› Homöopathie

Die Homöopathie wurde ab dem Jahr 1790 von dem deutschen Arzt, Apotheker und Chemiker *Samuel Hahnemann* entwickelt. Hahnemann stellte im Selbstversuch fest, dass einige Arzneien, die für bestimmte Krankheiten eingesetzt wurden, beim gesunden Menschen eben jene Symptome hervorriefen, die sie beim kranken kurierten. Homöopathie funktioniert also auf dem Prinzip, dass *Ähnliches durch Ähnliches* geheilt wird (und nicht durch sein Gegenteil, wie der Ansatz in der Schulmedizin, aber auch bei den Blütenessenzen ist).

Homöopathische Mittel entstammen vorrangig dem Tier-, Pflanzen- und Mineralreich, es gibt aber auch aufbereitete chemische Stoffe sowie homöopathisch behandelte Bakterienstämme. Insgesamt sind 1.500 homöopathische Mittel bekannt, von denen ca. 200 regelmäßig genutzt werden. Die homöopathischen Mittel werden durch *Potenzierung* und *Verschütteln* bzw. *Verreibung* gewonnen. Vom Ansatz her ist die Homöopathie keine Erfahrungswissenschaft. Über Arzneimittelversuche, also Tests an gesunden Menschen, wurde und wird auch heute noch ein Wirkungsbild des entsprechenden Mittels zusammengestellt, das dann Menschen mit eben diesen Beschwerden verabreicht wird. Es handelt sich hierbei also um eine Symptomerprobung am gesunden Menschen.

Die Homöopathie gehört zu den beliebtesten Alternativmedizinsystemen im deutschen Sprachraum. Aber auch außerhalb Europas, etwa in Indien, hat sie aufgrund ihrer preislich günstigen Mittel viele AnhängerInnen. Die Homöopathie vertritt ein ganzheitliches Menschen- und Krankheitsbild. Durch eine gezielte Befragung von Klienten und Klientinnen versucht der homöopathische Arzt/die Ärztin das jeweilige Konstitutionsmittel zu bestimmen, das optimal zum individuellen Menschen passt. Daneben gibt es aber auch bestimmte homöopathische (Einzel- oder Komplex-)Mittel, die sich bei allergischen Erkrankungen besonders gut bewährt haben. Letztere sind über Apotheken oder das Internet frei verkäuflich und eignen sich zur Selbstbehandlung.

› Homöosiniatrie

Die Homöosiniatrie ist ein alternativmedizinisches Verfahren, das sowohl auf der Traditionellen Chinesischen Medizin (insbesondere der Akupunktur) als auch auf der klassischen Homöopathie basiert. Die Homöosiniatrie wurde von dem deutschen Homöopathen *August Weihe* (1840–1896) entwickelt, der spezielle homöopathische Mittel für beinahe alle *Akupunkturpunkte* des menschlichen Körpers festlegte. Diese Mittel werden mit feinen Nadeln in die entsprechenden körperlichen Stellen injiziert. Hierüber werden die *Meridiane* für etwa 12 Stunden aktiviert und nicht nur für einige Minuten wie bei der klassischen Akupunktur.

Aufgrund ihrer Anwendungsweise ist die Homöosiniatrie nicht zur Selbstbehandlung geeignet.

› Blütenessenzen

Die Arbeit mit Blütenessenzen zu medizinischen Zwecken ist Teil vieler traditioneller und neuerer Heilsysteme. Aktuell gibt es weltweit etwa 10.000 verschiedene Blütenessenzen, die therapeutisch genutzt werden. Die bekanntesten hiervon sind die *Bach-Blüten*. Der englische Arzt und Biologe *Edward Bach* (1886–1936) erforschte die verschiedenen Gemütszustände von Menschen, die er als ursächlich für die Entwicklung von speziellen Krankheiten ansah. Zum ersten Mal in der Geschichte wurde in seiner Forschung eine Art psychosomatischer Ansatz in die Krankheitsentstehung mit einbezogen. Bach definierte schließlich *38 Seelenzustände,* für deren negative Ausprägungen er jeweils geeignete Blüten suchte. Aus den Blüten werden durch Koch- oder Sonnenmethode Essenzen gewonnen, die sich einzeln oder in Kombination zur Behandlung von schwierigen Seelenzuständen von Menschen (und auch Tieren oder Pflanzen) eignen.

Die Bach-Blütentherapie boomt in den letzten Jahren im deutschsprachigen Raum. Da sie lediglich mit Blütenessenzen arbeitet, ist ihre Ausübung nicht nur ÄrztInnen oder HeilpraktikerInnen vorbehalten. Zur

Selbstanwendung eignet sie sich allerdings nur sehr begrenzt, da sie eine detaillierte Kenntnis und Auseinandersetzung mit den einzelnen Blüten erfordert. Darüber hinaus fokussiert die Bach-Blütentherapie auf schwierigen seelischen Zuständen von Menschen und nicht auf konkreten körperlichen Beschwerden. Insofern kann sie nicht gezielt zur Behandlung von Asthma und/oder Allergien eingesetzt werden. Wer sich allerdings durch bestehende Allergieerkrankungen seelisch sehr beeinträchtigt fühlt, kann eine Behandlung mit Bach-Blüten bei einem Arzt oder einer Therapeutin in Erwägung ziehen. Gleiches gilt für die Psychotherapie.

› *Aromatherapie*

Hinweise zur Herstellung und Anwendung von aromatischen Essenzen aus Pflanzen finden sich bereits in den alten Schriften der TCM. Die Aromatherapie als solche begründet sich allerdings auf den Entdeckungen des französischen Chemikers René Maurice Gattefossé (1881–1950), der eine eigene Handverletzung durch bestimmte Aromaöle zur Heilung brachte. Aktuell werden in der Aromatherapie ätherische Öle als Therapeutika direkt am Körper oder mittels Inhalation eingesetzt, z. B. durch Einreibungen, Massagen, Bäder, Inhalationen oder Tees, aber auch zur Raumharmonisierung.

Bestimmte ätherische Öle eignen sich zur Behandlung von Allergieerkrankungen. Zumeist werden ätherische Öle hier inhalativ eingenommen oder Duftlampen damit gefüllt. Selten werden ätherische Öle auch innerlich eingenommen. Allerdings werden ätherische Öle nicht von allen Menschen vertragen, manche empfinden bereits die Düfte als zu stark und reizend, bei innerlicher Einnahme kann es zu Magenreizungen kommen.

Ätherische Öle sind frei verkäuflich. Auf sehr gute Qualität (reines ätherisches Öl ohne Zusatzstoffe) sollte geachtet werden.

› Schüßler Salze

Schüßler Salze sind vom homöopathischen Arzt Wilhelm Heinrich Schüßler (1821–1898) entwickelte Präparate von Mineralsalzen in homöopathischen Dosierungen und nach homöopathischer Herstellungsweise. Schüßler war der Ansicht, dass körperliche Erkrankungen durch einen Mangel an entsprechenden Mineralstoffen ausgelöst würden. Sein Ansatz war daher *Fehlendes durch das, das fehlt,* zu ersetzen und er verabreichte PatientInnen eben jene Mineralstoffe, deren Mangel er festgestellt hatte. Dabei ging er allerdings nicht davon aus, dass das Fehlende unmittelbar durch die Einnahme der entsprechenden Salze ausgeglichen würde, denn dazu ist die Konzentration des Salzes zu gering. Schüßler hatte eher den Ansatz, dass der Körper durch die Einnahme des Salzes zur Aufnahme des fehlenden Stoffes aus der Nahrung oder zur Eigenproduktion desselben angeregt würde. Die Behandlung mit Schüßler Salzen wird oft auch als Biochemie bezeichnet. Ursprünglich setzte Schüßler nur 12 verschiedene Mineralstoffe ein, von seinen Nachfolgern wurden 15 weitere Salze als Ergänzungsmittel eingeführt.

Schüßler Salze sind als Tabletten, Tropfen oder Salben frei verkäuflich. Einige Salze werden bei der Behandlung von Asthma und Allergieerkrankungen eingesetzt.

› Bioresonanz

In der Bioresonanztherapie werden in einem ersten Schritt mittels eines speziellen Geräts negative Schwingungen des/der KlientIn auf bestimmte Nahrungsmittel, Pollen, Pilze, Stresshormone etc. festgestellt. Diese Austestung von Allergien, Unverträglichkeiten und anderen körperlichen Belastungen ist sehr zeitaufwendig, allerdings liegen die Ergebnisse danach recht detailliert vor. In einem zweiten Schritt ist es über das Gerät möglich, jene negativen Schwingungen in ihr Gegenteil zu verwandelt und Allergien, Unverträglichkeiten und andere Belastungen *zu löschen.*

Die Bioresonanztherapie ist im deutschen Sprachraum eine noch recht junge, allerdings wachsende Methode der Allergieaustestung und -behandlung. Zur Selbstanwendung eignet sie sich nicht. Wer eine detaillierte Diagnose von Allergien und Unverträglichkeiten erstellen möchte, kann sich an eine/n Bioresonanztherapeuten/in wenden.

› *Eigenblutbehandlung*

In der Eigenblutbehandlung wird dem Klienten/der Klientin Blut entnommen und wieder injiziert. Hierdurch soll es zu einer Mobilisierung der körpereigenen Abwehrkräfte kommen, da das wiedereingespritzte Blut vom Körper als Fremdstoff angesehen wird. Einige MedizinerInnen reichern das Eigenblut vor der Injektion auch mit Sauerstoff oder pflanzlichen Wirkstoffen an. Bei Allergieerkrankungen und Asthma hat sich eine Behandlung mit Eigenblut bewährt, zur Selbstbehandlung eignet sich diese Methode allerdings nicht.

› *Eigenharnbehandlung*

Der eigene Urin zur Behandlung diverser Krankheiten ist seit vielen Jahrtausenden Bestandteil medizinischer Systeme. Dabei wird der Morgenharn getrunken oder für Bäder, Wickel oder Einreibungen verwendet. Auch homöopathische Aufbereitungen und Injektionen des Eigenurins sind verbreitet.

› *Orthomolekulare Medizin*

Die Orthomolekulare Medizin, was übersetzt etwa *richtige Moleküle* bedeutet, geht davon aus, dass die meisten Erkrankungen Folgen von Mangelerscheinungen durch falsche Ernährung sind. Mit Dosen an Vitaminen, Mineralstoffen, Spurenelementen sowie Amino- und Fettsäuren, die teilweise um ein Vielfaches über dem täglichen Bedarf liegen, versucht die Orthomolekulare Medizin diesem Mangel entgegenzuwirken.

Produkte der Orthomolekularen Medizin sind im deutschen Sprachraum zum großen Teil frei verkäuflich.

› Leisenkur

Die Leisenkur ist eine von Katharina Vanselow-Leisen entwickelte Methode, durch die Schlacken im Körper der Erkrankten festgestellt und durch gezielten Einsatz von Nahrungsmitteln, Tees und Bädern herausgelöst werden. Vanselow-Leisen konnte zeigen, dass gewisse Erkrankungen mit bestimmten Schlacken im Körper in Verbindung stehen. Bei Heuschnupfen sind beispielsweise die Elemente *Cr (Chrom), P (Phosphor), Zn (Zink) und Cu (Kupfer)* als Schlacken in verdichteter Form im Körper der Erkrankten nachweisbar (fett gedruckte Elemente liegen in nochmals erhöhter Form vor). Dies bedeutet, dass der Körper diese Elemente nicht ausscheiden kann. Um diese Schlacken aufzulösen, ist es notwendig, Nahrungsmittel, vor allem in Form von Brühen (etwa 2 Liter pro Tag, die ausgekochten Gemüse wegwerfen und nur das Kochwasser trinken), zuzuführen, die die entsprechenden Elemente in verdünnter, für den Körper verwertbarer Form beinhalten. Zusätzlich werden Teemischungen entsprechender Pflanzen sowie tägliche ausleitende Bäder empfohlen. Die Nahrung allgemein sollte basenüberschüssig sein, ein halber Liter Milch kann täglich getrunken werden.

› Honig-Essigwasser

Die Kombination von Apfelessig (aus Apfelmost) und Honig ist in der Lage, den menschlichen Körper mit allen notwendigen Mineralstoffen zu versorgen. Bei Allergieerkrankungen hat sich die regelmäßige Einnahme von Honig-Essigwasser (zumindest 3 Mal täglich ein Glas) als hilfreich erwiesen.

Jedoch ist auch hier Vorsicht geboten und eine langsame Testung ratsam. Essig und Honig enthalten hohe Anteile an Fructose, Essig zusätzlich auch Histamin, was beides von vielen Personen mit Allergieerkrankungen nicht gut und vor allem nicht in so großer Menge vertragen wird.

› Blaualgen

Verschiedene Blaualgen, vor allem Spirulina und AFA-Algen, sind in der Lage, den menschlichen Körper mit einer Vielzahl an Mineralstoffen zu versorgen und Mangelerscheinungen auszugleichen. Blaualgen sind frei verkäuflich, um einen positiven Effekt bei chronischen Erkrankungen zu erlangen, müssen allerdings ca. 10 Gramm über den Tag verteilt zu sich genommen werden, das sind 25 Presslinge. Da Algen als Rohkost zu werten sind, sind sie nicht für alle Menschen mit Allergieerkrankungen verträglich.

› Makrobiotik

Makrobiotik ist eine von dem Japaner Georges Ohsawa (1893–1966) begründete spezielle Ernährungsweise. Die makrobiotische Ernährung ist weitgehend vegetarisch angelegt. Getreide soll hierbei etwa 60 % des täglichen Essens ausmachen. Hinzu kommen etwas gekochtes Gemüse, Hülsenfrüchte und Algen. Tierische Nahrungsmittel, Zucker und Genussmittel sind aus dem Speiseplan beinahe völlig ausgeklammert. Aufgrund des Schwerpunkts der Makrobiotik auf gekochter Nahrung und der nicht sehr großen Akzeptanz von Algen als Nahrungsmittel im europäischen Raum, haben strenge Auslegungen der makrobiotischen Ernährung bereits zu Mangelerscheinungen bei einzelnen Personen geführt. Ebenfalls muss auf ausreichende Flüssigkeitszufuhr geachtet werden.

› Vegane Ernährung

Die vegane Ernährung *verzichtet auf den Konsum jeglicher tierischer Produkte* (Fleisch, Milch, Milchprodukte, Honig), gibt aber ansonsten keine Einschränkungen vor. Aus gesundheitlicher Sicht wird bei Allergien und Asthma eine vegane Ernährung zumeist mit der Vermeidung besonders allergener Nahrungsmittel wie Schweinefleisch oder Milchprodukte in

Zusammenhang gebracht. Gerade bei Neurodermitis hat eine vegane Ernährung schon gute Ergebnisse gebracht.

Wer sich vegan ernährt und zusätzlich auf Zucker und Weißmehlprodukte verzichtet, isst ausgesprochen basenhaltig, was einer Übersäuerung des Körpers und vielen Erkrankungen vorbeugt. Gerade bei der veganen Ernährung zeigt sich aber, dass es gut ist, über eigene Allergien und Unverträglichkeiten Bescheid zu wissen. Wer an einer Fructose- oder Histaminintoleranz oder an vielen Kreuzallergien auf Obst, Gemüse und Getreide leidet, wird sich bei einer veganen Ernährung schwertun.

› *Paläo-Ernährung*

Paläo-Ernährung wird auch *Steinzeiternährung* genannt und beschreibt eine Diät, die sich an der (vermuteten) Art und Weise orientiert, wie sich die Menschen in der Altsteinzeit (bis vor ca. 20.000 Jahren) ernährt haben. Die Ernährung besteht vor allem aus Gemüse, Fleisch (vom Wild), Fisch, Meeresfrüchten, Schalentieren, Eiern, Obst sowie Kräutern, Pilzen, Nüssen, Esskastanien und Honig. Milch und Milchprodukte, ebenso wie Getreide und Getreideprodukte sind zu meiden, auch alle industriell verarbeiteten Nahrungsmittel wie Zucker, alkoholische Getränke oder Fertiggerichte sowie Lebensmittel wie Oliven, die ohne Verarbeitung ungenießbar wären. Begründet wird die gute gesundheitliche Wirkung der Paläo-Ernährung mit der langen Zeit ihrer historischen Anwendung, die dem menschlichen Körper die Möglichkeit gegeben habe, sich hieran optimal anzupassen.

Für eine Behandlung von Asthma und Allergieerkrankungen mittels dieser speziellen Ernährungsform ist es essenziell zu wissen, welche Allergien und Unverträglichkeiten bestehen. Erst dann kann die Diät entsprechend angepasst werden.

Anleitung zum Nutzen der aufgelisteten Mittel und Anwendungen

Im Folgenden finden Sie zahlreiche Mittel und Anwendungen, die sich bei Allergieerkrankungen als hilfreich erwiesen haben. Sie wurden über viele Jahre gesammelt und schließlich für diese Veröffentlichung sorgfältig aufbereitet.

Um eine größtmögliche Übersichtlichkeit zu gewährleisten, wurden die verschiedenen Mittel und Anwendungen nach Erkrankungen und hierunter nach alternativmedizinischen Behandlungsmethoden gegliedert. Jede Arznei und jede Anwendung ist mit Hinweisen zu Dosierung und Häufigkeit der Einnahme beschrieben. Diese Hinweise sind als Vorschläge zu verstehen, die individuelle Dosierung muss stets erprobt werden. Zudem finden Sie bei den Mitteln besondere Hinweise etwa auf eine mögliche Giftigkeit eines Mittels bei längerer Einnahme bzw. auch Einschränkungen der Einnahme, etwa während der Schwangerschaft.

Der Schwerpunkt der aufgelisteten Mittel und Anwendungen liegt auf jenen, die von betroffenen Personen selbst angewendet werden können. Die Informationen stammen aus einer Reihe an Gesprächen mit ÄrztInnen, NaturheilkundlerInnen und anderen ExpertInnen sowie aus einer Vielzahl an Büchern, Zeitschriften, Fachartikeln und Dokumentationen (siehe umfassende Literaturliste am Ende des Buches). Es wurden nur solche Arzneien und Anwendungen in die Liste aufgenommen, insofern sie aus vertrauenswürdigen Quellen stammen und zumindest zwei unterschiedliche Quellen dieselbe Arznei oder Anwendung als wirkungsvoll beschrieben haben.

Aufgrund der Fülle an möglichen Arzneien und Anwendungen konnte nur ein geringer Teil der aufgelisteten Mittel im Lauf der Zeit von der Autorin selbst ausprobiert werden, ein weiterer Teil wurde von Bekannten und FreundInnen erprobt und deren Rückmeldungen gesammelt. Über den größten Teil der aufgelisteten Mittel und Anwendungen liegen der Autorin allerdings keine persönlichen Erfahrungen oder überprüfbare Rückmeldungen zu ihrer Wirksamkeit vor. Daher liegt die Anwendung der Mittel in der Selbstverantwortung der LeserInnen.

Wenn Sie Mittel und Anwendungen aus der Auflistung ausprobieren möchten, empfiehlt es sich, ein bis maximal zwei Mittel oder Anwendungen auszuwählen, die Ihnen sympathisch erscheinen und zu Ihrem eigenen Leben und der Erkrankung passen. Eine bis zu vierwöchige Einnahme kann notwendig sein, um positive Effekte einschätzen zu können. Danach gegebenenfalls das Mittel austauschen. Bei Darm- und Blutreinigungsmitteln kann auch eine bis zu einjährige Einnahme notwendig sein. Eine zu große Kombination von Mitteln, sei es aus der gleichen alternativmedizinischen Richtung oder auch aus verschiedenen, ist nicht sinnvoll und sollte vermieden werden. Bitte lesen Sie hierzu auch das Kapitel „FAQs".

Hinweise zu den vorgeschlagenen Einnahmemöglichkeiten

* Grundsätzlich gilt:
Die Anwendung von jeglichen Mitteln aus unterschiedlichen alternativen Richtungen kann, ob innerlich oder äußerlich verwendet, auch mit unerwünschten Wirkungen verbunden sein.

Diese können sich in individuell bestehenden oder sich entwickelnden Abwehrreaktionen gegen einzelne Bestandteile äußern. Daher empfiehlt es sich, die aufgelisteten Mittel langsam auszuprobieren, um eine eventuell vorliegende Allergie oder Unverträglichkeit ausloten zu können. Zudem sollten jegliche Mittel nicht durchgehend über einen längeren Zeitraum eingenommen werden. Zum einen können durch eine Anwendung über längere Zeit unerwünschte Wirkungen auftreten, etwa Magenreizungen durch eine längere Einnahme von Kurkuma oder Knoblauch. Selbst die Einnahme eines an sich harmlosen Tees, wie etwa Kamillen- oder Salbeitee, kann nach längerer Zeit zu unerwünschten Wirkungen führen, wie etwa Kopfschmerzen oder Schwindel bei Salbei. Zum anderen findet durch eine längere, regelmäßige Einnahme aber auch eine Gewöhnung des Körpers an das eingenommene Mittel statt, welche zu einer Abschwächung der Wirkung führen kann. Nach 4–6 Wochen der Mitteleinnahme sollte daher stets eine Pause von ca. 1 Woche gemacht werden. Danach kann eine erneute Phase der Einnahme beginnen. Eine andere Möglichkeit ist es, in kürzeren Abständen immer wieder einmal eine Unterbrechung der Einnahme für ein, zwei Tage zu machen. Besonders ist auf eine regelmäßige Unterbrechung der Einnahme zu achten, wenn große Mengen eines bestimmten Mittels, etwa 3–4 Tassen Kräutertee pro Tag, eingenommen werden.

Viele Heilkräuter und sonstige Anwendungen brauchen eine gewisse Zeit, ehe sie ihre Wirkung im menschlichen Körper entfalten. Daher ist Geduld notwendig.

› *Anwendungsformen:*

* *Tee:*

Die meisten Heilkräuter werden als Tee oder Aufguss eingenommen. Hierbei werden die heilkräftigen Teile (1 TL pro Tasse) entweder mit kochendem Wasser übergossen und für einige Minuten ziehen gelassen oder Pflanzenteile werden zunächst kalt angesetzt und dann mit dem Wasser zusammen aufgekocht. Letzteres ist vor allem bei gröberen Pflanzenteilen wie Wurzeln oder Stängeln der Fall.

Die meisten Heilkräutertees sollten mehrmals täglich und über einen längeren Zeitraum hinweg angewendet werden.

* *Inhalation:*

Die klassische Methode der Inhalation ist die über heißem Dampf. In einem Topf oder einem speziellen Inhalationsgefäß werden Heilkräuter oder ein, zwei Tropfen ätherisches Öl mit kochendem Wasser übergossen. Der aufsteigende Dampf wird eingeatmet. Zusätzlich kann ein Handtuch über den Kopf gezogen werden, um ein vorzeitiges Entweichen der Dämpfe zu verhindern. Es empfiehlt sich, darauf zu achten, dass der Dampf nicht zu heiß eingeatmet wird, da es hierdurch zu einer Schädigung der Atemwege kommen kann.

Alternativ gibt es elektrische Inhalationsgeräte, die mittels Verneblung arbeiten. Sie eignen sich besonders für die Inhalation von isotoner Salzlösung und anderen Flüssigkeiten mit eher schweren Inhaltsstoffen. Will man mit einem solchen Gerät Heilkräuterdämpfe inhalieren, empfiehlt es sich, diese als Tee anzusetzen und dann 1 TL hiervon in den Vernebler zu geben. Ätherische Öle sollten nicht in den Vernebler eingefüllt werden, da es hierdurch zu Schäden am Gerät mittels Verstopfung kommen kann. Im Gegensatz zum Inhalieren über heißem Dampf hat ein Vernebler den Vorteil, dass über eine sehr lange Zeit intensiv inhaliert werden kann. Allerdings ist der Dampf, der aus dem Vernebler aufsteigt, kalt und dies ist manchen AllergikerInnen, die empfindlich auf Kälte sind, unangenehm.

Wickel:

Heilkräuterwickel kommen vor allem bei (allergischem) Asthma und Neurodermitis zum Einsatz und werden auf die Brust oder die betroffenen Hautstellen aufgelegt. In einigen Fällen ist eine Hautreizung beabsichtigt und nicht als unerwünschte Wirkung anzusehen. Wickel bei Asthma sollten eher warm gehalten werden, zum Beispiel durch eine zusätzlich aufgelegte Wärmeflasche oder unter der Bettdecke. Bei Neurodermitis muss individuell ausprobiert werden, ob Wärme oder Kälte angenehmer ist.

Tinkturen:

Tinkturen sind in Alkohol ausgezogene Kräuter. Da sie Alkohol enthalten, sind sie nur bedingt bei Kindern einsetzbar. Zudem lehnen Kinder meist auch den bitteren Geschmack ab.

Kaltauszug:

Bei einem Kaltauszug werden die heilkräftigen Bestandteile der Pflanzen mit kaltem Wasser angesetzt und mehrere Stunden, am besten über Nacht, ziehen gelassen. Morgens abseihen, auf Trinktemperatur (aber nicht höher) erwärmen und langsam trinken. Kaltauszüge werden vor allem bei sehr zarten Pflanzen gemacht sowie bei Pflanzenteilen, deren Inhaltsstoffe durch hohe Temperaturen zerstört würden.

Mazerat:

Mazerate sind Kaltwasserauszüge aus Pflanzenmaterial. Dabei wird das Pflanzengut in kaltem Wasser angesetzt und mehrere Stunden stehen gelassen. Vor allem in der Gemmotherapie werden glycerinhaltige Mazerate verwendet, die aus den frischen Pflanzenteilen (Knospen, Wurzel- und Triebspitzen) gewonnen werden.

Fertige Mazerate sind im Handel erhältlich. 3 Mal täglich werden 10 Tropfen pur oder in Wasser eingenommen.

Salbe:

Als Salben bezeichnet man heilkräftige, streichfähige Massen, die zumeist aus Pflanzenteilen, Öl und Bienenwachs bestehen. Zur Herstellung die Pflanzenteile klein schneiden und in Öl ansetzen. Als Öle eignen sich Olivenöl (Vorsicht: recht starker Eigengeruch), Sonnenblumen- oder Mandelöl. Die Pflanzenteile können entweder einige Wochen im Öl in der Sonne ziehen (immer wieder schütteln, um Schimmel zu verhindern) oder man erwärmt das Öl vorsichtig und lässt die Pflanzenteile einige Stunden, am besten über Nacht, ausziehen. Danach das Öl abseihen, sodass keine Pflanzenreste mehr enthalten sind. Dem Öl Bienenwachs im Verhältnis 10:1 zugeben und nochmals langsam erwärmen, bis das Wachs geschmolzen ist. In kleine Tiegel abfüllen.

Die Haltbarkeit von selbst hergestellten Salben beträgt zumeist 1 Jahr.

Edelsteinwasser:

Zur Behandlung von Allergieerkrankungen können einige Edelsteine über Nacht in Wasser eingelegt werden. Am Morgen wird dann das Wasser getrunken. Achtung: Nicht alle Edelsteine eignen sich zur Herstellung von Edelsteinwasser.

Akupressur:

Aus der TCM sind zahlreiche Akupressurpunkte bekannt, deren Verwendung sich bei Allergieerkrankungen anbieten. Die ausgewählten Akupressurpunkte sollten mehrmals täglich bearbeitet werden. Empfindliche Punkte werden dabei ca. 30 Sekunden lang, allerdings nur leicht gedrückt, weniger empfindliche Punkte 15 Sekunden, dafür etwas kräftiger.

Homöopathische Mittel:

Homöopathische Mittel stehen als Globuli oder Tropfen in unterschiedlichen Potenzen zur Verfügung. Sie werden durch Verreibung oder Verschütteln gewonnen. Globuli enthalten Milchzucker, Tropfen Alkohol. Letztere sind daher für Kinder nicht zu empfehlen. In akutem Zustand können homöopathische Mittel viertelstündlich, in chronischem Zustand 3 Mal täglich jeweils 5 Globuli bzw. Tropfen eingenommen werden.

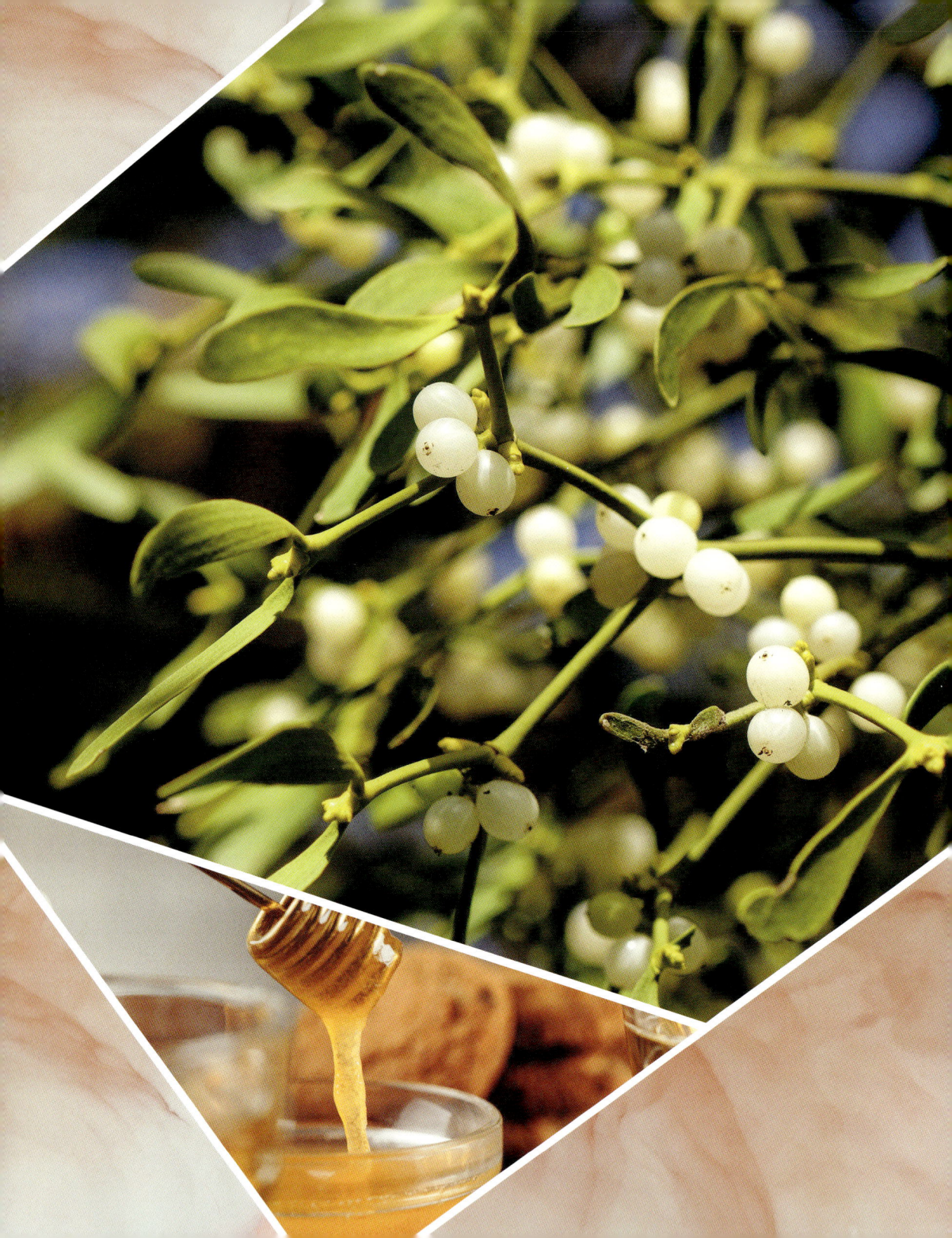

Allergische Erkrankungen der Augen & oberen Atemwege

Behandlung – Traditionelle Verfahren
› *TEM*

Mittel	Anwendung / besondere Hinweise
Apfelessig	2 TL Apfelessig in einem Glas (warmem) Wasser auflösen, 1–2 TL Honig dazugeben. 3 Mal täglich über mindestens 3 Monate einnehmen. Mit Apfelessig (pur oder verdünnt) kann bei allergischen Beschwerden auch inhaliert werden. Hierzu Apfelessig erhitzen und den Dampf einatmen. Aufgrund der großen enthaltenen Menge an Fructose und Histamin kann die Einnahme von Apfelessig bei einigen Betroffenen auch allergieartige Beschwerden auslösen.
Augentrost (*Euphrasia*)	Kraut mit Wasser überbrühen, 15 Min. ziehen lassen. Der Absud kann äußerlich auf geschwollene Augen aufgelegt und innerlich als Tee angewendet werden. Dosierung eher schwach ansetzen.
Beifuß (*Artemisia vulgaris*)	Alle Artemisia-Arten sind stark allergieauslösend. Zur Desensibilisierung kann eine kurmäßige Einnahme eines Tees aus Beifußkraut über einen Zeitraum von ca. 2 Wochen durchgeführt werden. Dabei trinkt man eine Tasse pro Tag, die Menge des aufgesetzten Krauts kann variiert werden. Bei Verstärkung von allergischen Beschwerden Tee sofort absetzen.

Mittel	Anwendung / besondere Hinweise

Bienen-waben

Allergiebeschwerden der oberen Atemwege zeigen sich häufig auch in einer verstopften Nase. Hier hilft das Kauen von Bienenwaben. Ein Stück, so groß wie ein Kaugummi, wird mehrmals am Tag für ca. 15 Min. gekaut. So oft wie notwendig wiederholen.
Alternativ kann auch Wabenhonig verwendet werden. Ein kleines Stück abschneiden, kauen, den Rest ausspucken. Ein zweites Stück kauen und alles hinunterschlucken.
Da Honig große Mengen an Fructose enthält, kann er allergische Beschwerden auslösen.

Blüten-pollen

Zur Desensibilisierung werden ab Februar täglich 1–3 gehäufte TL einer Blütenpollenmischung eingenommen. Blütenpollen bekommt man in der Apotheke, im Reformhaus oder beim Imker.
Wie bei allen Desensibilierungsmaßnahmen sollte man während der Einnahme den eigenen Körper gut beobachten und die Anwendung im Fall von verstärkten allergischen Beschwerden beenden.

Brennnessel
(Urtica)

Aus frischen oder getrockneten Blättern Tee ansetzen. Ca. 1 Liter täglich trinken.
Die Brennnessel enthält einen hohen Anteil an Histamin. Die Anwendung kann daher auch allergische Reaktionen auslösen.

Hainbuche
(Carpinus betulus)

In der Gemmotherapie werden Mazerate aus den Knospen der Hainbuche bei Allergien mit Beschwerden an den oberen Atmungsorganen eingesetzt. 3 Mal täglich 10 Tropfen einnehmen. Kann auch mit anderen Mazeraten kombiniert werden. Die Tropfen sind im Handel zu erwerben.

Mittel	Anwendung / besondere Hinweise

Honig

2 EL Honig täglich über den Tag verteilt einnehmen. Am besten Honig aus der näheren Umgebung oder sogar Wabenhonig mit Bienenwaben darin verwenden. Der Honig kann pur eingenommen oder auch in lauwarmem Wasser aufgelöst werden.

Honig kann auch mit Apfelessig zusammen eingenommen werden. Dazu 2 TL Apfelessig in einem Glas (warmem) Wasser auflösen und Honig hinzugeben. Über den Tag verteilt etwa 3 Gläser trinken.

Honig-Karotten-Sirup: Honig mit frisch ausgepresstem Karottensaft vermischen. In Fläschchen abfüllen und dunkel lagern. Immer wieder einen TL davon einnehmen.

Honigkur *(bei allen chronischen und auch unheilbaren Leiden)*: Schafgarbe und Kamille zu gleichen Teilen mischen. 1 TL pro halbe Tasse überbrühen. Honig nach Anleitung (siehe unten) zufügen und 3 Mal täglich trinken: 1 Stunde vor dem Frühstück, 1 Stunde vor dem Mittagessen, 1,5 Stunden nach dem Abendessen. Tee jedes Mal frisch zubereiten. Über 10 Wochen fortführen. Evtl. nach einer Pause von 3 Wochen wiederholen. Während der Zeit vor allem basenhaltige Nahrung zu sich nehmen. Honigmenge, die dem Tee zugegeben wird: 1. Woche: ½ TL, 2. Woche: 1 TL, 3. Woche: 1,5 TL, 4.–7. Woche: 2 TL, dann wieder rückwärts bis Woche 10.

Bei höherer Dosierung wirkt Honig leicht abführend. Daher eine tägliche Dosis von ca. 6 EL nicht überschreiten.

Honig enthält große Mengen an Fructose und kann daher zu allergischen Beschwerden führen.

Mittel	Anwendung / besondere Hinweise
Johannis-beere, Schwarze *(Ribes nigrum)*	In der Gemmotherapie wird ein Mazerat zur Behandlung von Allergien eingesetzt. 3 x 10 Tropfen täglich einnehmen. Die Tropfen können im Handel erworben werden. Mazerat aus der Johannisbeere wird oft als *pflanzliches Cortison* bezeichnet.
Maisöl	Zu allen Mahlzeiten 1 EL Maisöl (kalt gepresst) einnehmen.
Majoran *(Origanum majorana)*	Kraut überbrühen, 2 Tassen täglich trinken. Dieser Tee kann auch zur Inhalation verwendet werden. **Majoranbutter:** 1 TL Majoran mit 1 EL Weingeist übergießen, einige Stunden stehen lassen. 1 TL Butter/Butterschmalz dazugeben, 10 Min. im Wasserbad erwärmen, abseihen und in ein Döschen abfüllen. Majoranbutter macht die Nase frei und heilt rissige, trockene Nasenflügel. Kann auch bei Säuglingen angewendet werden.
Marien-distel *(Silybum marianum)*	Einige EL Samenpulver in 1 Liter Weißwein verrühren. Eine Woche stehen lassen. Abfiltern, danach noch einige Tage ruhen lassen. 3 EL pro Tag einnehmen. Mariendistel gibt es auch als fertiges Extrakt oder in Kapselform zu kaufen.
Meister-wurz *(Imperatoria ostruthium)*	Getrocknete oder pulverisierte Wurzel kalt in Wasser ansetzen, aufkochen, 3 Min. kochen lassen. 3 Tassen täglich in den Pollenzeiten zu sich nehmen.

Mittel	Anwendung / besondere Hinweise
Mistel (*Viscum album*)	Zur Behandlung von Heuschnupfen werden kleine Mengen von Misteltee aufgeschnupft. Für die Zubereitung des Tees das getrocknete Kraut kalt ansetzen und einige Zeit stehen lassen. Anschließend abseihen und auf Trinktemperatur erwärmen. Misteltee kann auch für eine Nasenspülung verwendet werden. Hierzu in der Apotheke eine Nasendusche erwerben und diese mit lauwarmem Misteltee befüllen.
Rose (*Rosa*)	Auf geschwollene Augen feuchte Wattepads mit einigen Tropfen Rosenöl auflegen.
Salbei (*Salvia officinalis*)	Gurgeln mit Salbeitee wirkt lindernd bei allergischen Halsbeschwerden, ebenso bei Aphthen im Mundbereich. Dazu mit Salbeitee, so heiß man es verträgt, mehrmals am Tag gurgeln.
Salzwasser	Allergische Halsbeschwerden werden durch Gurgeln mit Salzwasser gelindert. Kochendes Wasser mit Salz versetzen. Damit gurgeln, so heiß man es verträgt.
Schneeball, Wolliger (*Viburnum lantana*)	Die Knospen des Wolligen Schneeballs werden in der Gemmotherapie eingesetzt. Sie reinigen Lunge und Bronchien, wirken stark krampflösend und antiallergisch. 2 Mal täglich jeweils 2 ml des Mazerats zwischen den Mahlzeiten einnehmen.

Mittel	Anwendung / besondere Hinweise
Sonnenhut (*Echinacea purpurea*)	Kraut überbrühen. 2–3 Tassen täglich zu sich nehmen. Es gibt auch Präparate im Handel, die Sonnenhutkraut enthalten und bei Allergien eingesetzt werden.
Süßholz (*Glycyrrhiza glabra*)	Verwendet wird die Wurzel der Pflanze. Süßholz wirkt entzündungshemmend und verhindert den Abbau von Kortikoiden. Daher ist es hilfreich bei diversen Allergien. Die Wurzel (klein geschnitten oder als Pulver) kalt ansetzen, aufkochen, mind. 10 Min. köcheln lassen. 2–3 Tassen täglich trinken. Es gibt auch Süßholzextrakt im Handel zu kaufen. Süßholz sollte nicht länger als 3 Wochen am Stück eingenommen werden, denn Süßholz hat ähnliche Wirkungen wie Cortison und kann daher auch zu ähnlichen Nebenwirkungen führen.
Weihrauch (*Boswellia*)	Weihrauch dämpft die Immunreaktionen bei Allergien. Wasserdampfinhalation mit einigen Tropfen Weihrauchöl durchführen. Wasserdampf hierbei nicht zu heiß einatmen, da ansonsten eine Schädigung der Bronchien erfolgen kann. Weihrauch gibt es auch in Kapselform, geeignet zur oralen Einnahme. Dabei müssen zumindest 3 Mal täglich 450 mg eingenommen werden, und dies über eine längere Zeit, um eine positive Wirkung zu erzielen.
Ysop (*Hyssópus officinalis*)	Frische oder getrocknete Blüten überbrühen, 10 Min. ziehen lassen, 3 Mal täglich eine Tasse zwischen den Mahlzeiten trinken. Ersatzweise Ysop-Essenz oder ätherisches Öl aus der Apotheke verwenden, 3–4 Tropfen auf ein Stück Zucker geben, 3 Mal täglich einnehmen.

Edelsteine	Anwendung / besondere Hinweise
Aquamarin	Gegen Allergien einen größeren Trommelstein über Nacht in Wasser legen, am Morgen das Wasser trinken. Zum Reinigen täglich kurz unter fließendes Wasser halten, ein Mal wöchentlich zum Aufladen in die Sonne legen.
Bernstein	Bei allergischen Beschwerden eine Bernsteinkette um Hals oder Arme tragen. Die Kette wird unter lauwarmem Wasser gereinigt und in einer Gruppe von Bergkristallen aufgeladen. Bernstein nicht in die Sonne legen, da er brüchig werden kann.
Jaspis *(bei Hildegard v. Bingen wird der Heliotrop als Jaspis bezeichnet)*	Bei allergischen Beschwerden der oberen Atemwege, die vor allem die Nase betreffen, einen Jaspis anhauchen, dass er warm wird, und dann in ein Nasenloch stecken. Dafür gibt es eigene sogenannte *Nasenoliven* mit Kettchen, die ein Verschwinden des Steins unmöglich machen.
Perlen	Muschelperlen können Allergien wie Heuschnupfen lindern. Dazu Perlen über Nacht in Wasser einlegen und am Morgen das Wasser trinken.

› *TCM*

Pflanze / Pilze	Anwendung / besondere Hinweise
Baikal Helmkraut (*Scutellaria baicalensis*)	Wirkt stärkend auf das Immunsystem. Täglich werden 3 Kapseln zu den Mahlzeiten eingenommen.
Chinesischer Raupenpilz (*Cordyceps sinensis*)	Stärkt die Lebensenergie Chi. Als Pulver aus dem gesamten Pilz (in Kapselform) einnehmen. Es gibt auch Mischpräparate, in denen mehrere Pilzpulver enthalten sind. Mindestens 2 x 2 Kapseln pro Tag einnehmen.
Ginkgo (*Ginkgo biloba*)	Tee aus frischen oder getrockneten Blättern herstellen. Mehrere Tassen am Tag. Evtl. mit Honig süßen. Ginkgo-Extrakte und andere Präparate sind auch im Handel erhältlich.
Ling Zhi/ Reishi (*Ganoderma lucidum*)	Dieser Heilpilz vermindert die Histaminausschüttung im Körper. Wichtigster Heilpilz bei der Behandlung von Allergien und Asthma. Als Pulver aus dem gesamten Pilz (in Kapselform) einnehmen. Es gibt auch Mischpräparate, in denen mehrere Pilzpulver enthalten sind. Mindestens 2 x 2 Kapseln pro Tag einnehmen.
Senchatee	Sencha ist ein japanischer grüner Tee. Aus den Blättern einen Aufguss bereiten, zumindest 3 Tassen über den Tag verteilt trinken.

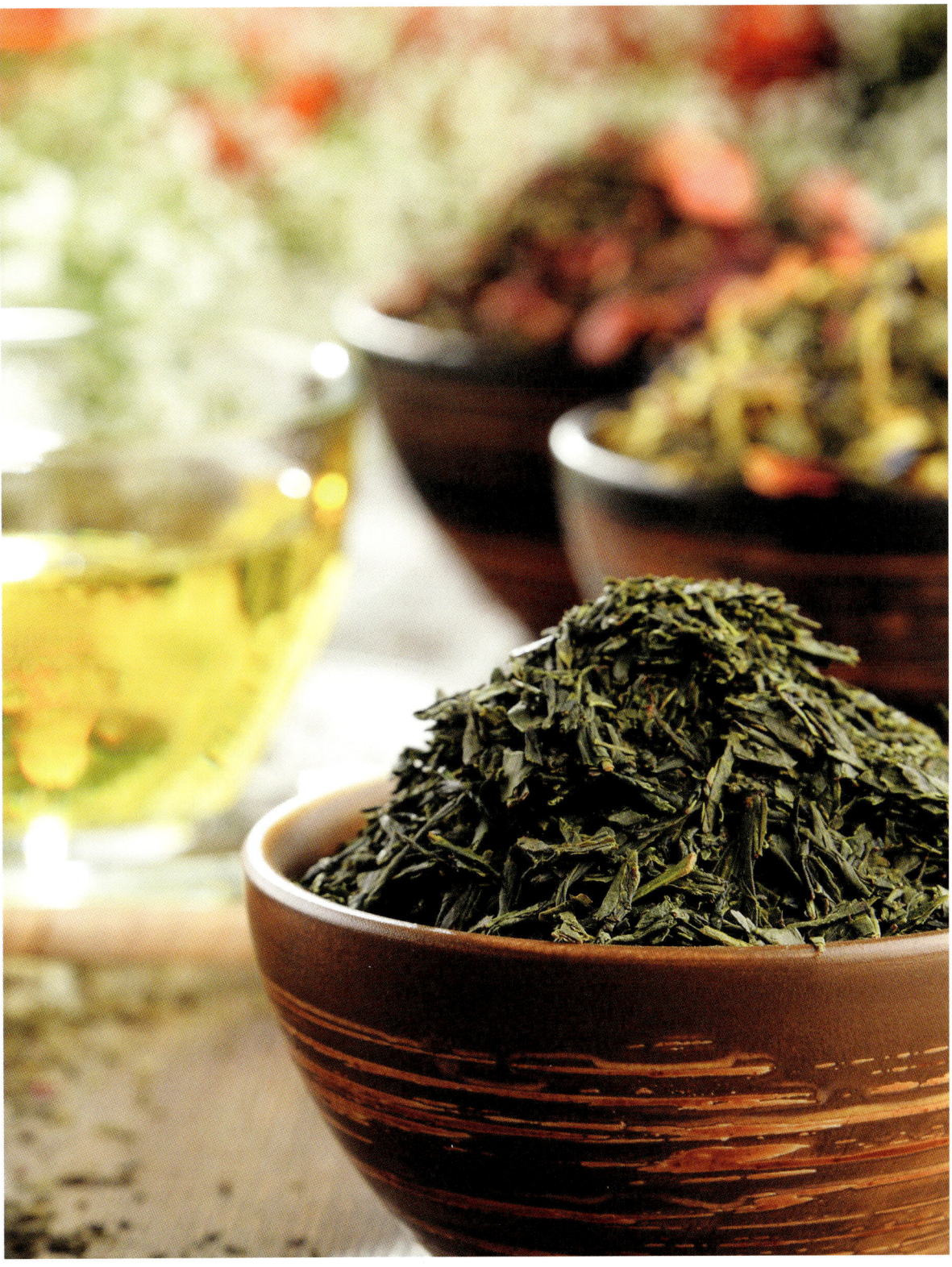

Pflanze / Pilze	Anwendung / besondere Hinweise
Traganth *(Astragalus membrana-ceus)*	Traganth ist ein bekanntes Mittel der TCM zur Behandlung von Allergien. Im Handel sind diverse Mittel, die Traganthwurzelextrakt enthalten, erwerbbar.

Akupressurpunkte	Anwendung / besondere Hinweise
Nasenflügel	Die Nasenflügel werden mit Daumen und Zeigefinger zusammengepresst. Im akuten Zustand bei Bedarf. Bei chronischen Erkrankungen 3 Mal täglich. Empfindliche Punkte leicht ca. 30 Sekunden pressen. Weniger empfindliche Punkte 10–15 Sekunden fester drücken.
Oberlippe	Mit drei Fingern den Bereich zwischen Oberlippe und Nase leicht pressen. Im akuten Zustand bei Bedarf. Bei chronischen Erkrankungen 3 Mal täglich. Empfindliche Punkte leicht ca. 30 Sekunden pressen. Weniger empfindliche Punkte 10–15 Sekunden fester drücken.
Ohr	Den Knochen vor dem Ohr kräftig pressen. Im akuten Zustand bei Bedarf. Bei chronischen Erkrankungen 3 Mal täglich. Empfindliche Punkte leicht ca. 30 Sekunden pressen. Weniger empfindliche Punkte 10–15 Sekunden fester drücken.

Akupressurpunkte	Anwendung / besondere Hinweise
Augenbrauen	Die Augenbrauen am äußeren Ende kräftig pressen. Im akuten Zustand bei Bedarf. Bei chronischen Erkrankungen 3 Mal täglich. Empfindliche Punkte leicht ca. 30 Sekunden pressen. Weniger empfindliche Punkte 10–15 Sekunden fester drücken.
Schläfen	Beide Schläfen mit den Daumen pressen. Im akuten Zustand bei Bedarf. Bei chronischen Erkrankungen 3 Mal täglich. Empfindliche Punkte leicht ca. 30 Sekunden pressen. Weniger empfindliche Punkte für 10–15 Sekunden fester drücken.

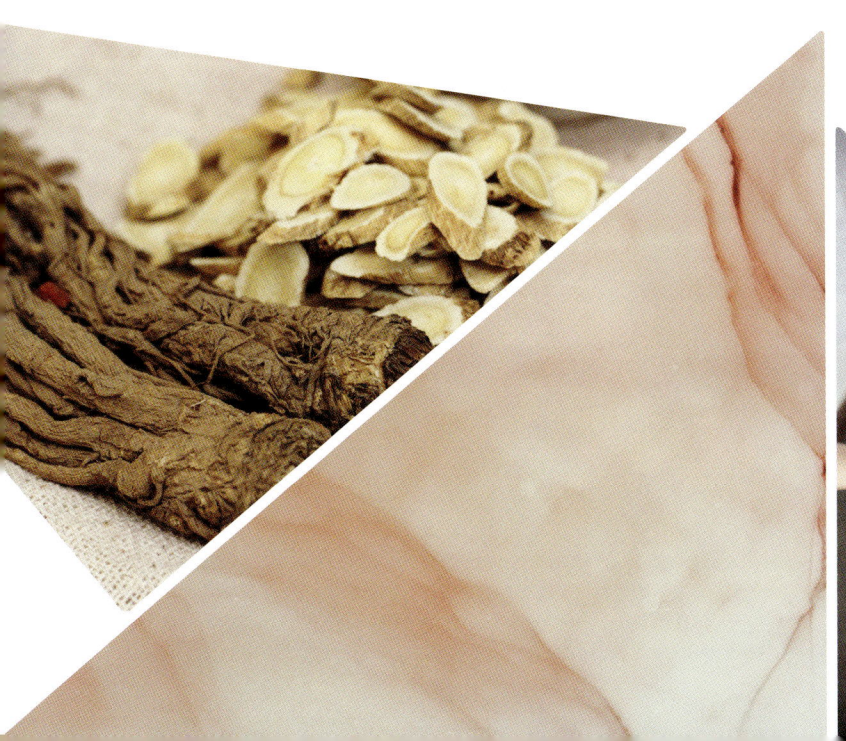
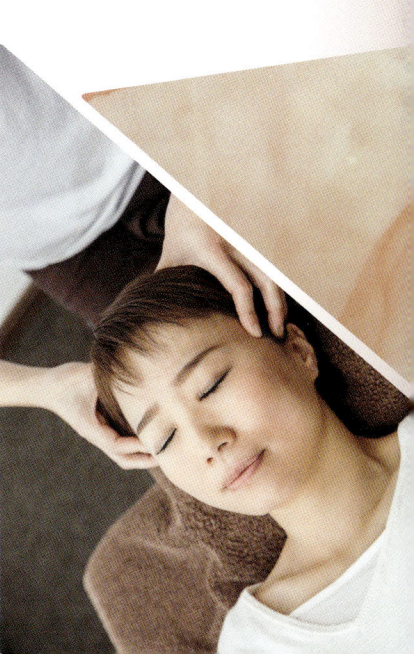

› Ayurveda

Pflanze	Anwendung / besondere Hinweise
Amrit Kalash	Zusammengestellt wird das Mittel aus über 40 unterschiedlichen Heilpflanzen. Gilt im Ayurveda als Rasayana (ayurvedisches Stärkungsmittel), das als stärkster Fänger freier Radikale angesehen wird.
Bibhitaki *(Terminalia belerica)*	Verwendet werden die Früchte der Pflanze, sie wirken antiallergisch. Am besten mit Gelbwurzpulver vermischen und einnehmen. Bibhitaki ist auch Bestandteil von Triphala.
Bockshornklee *(Trigonella foenum-graecum)*	Verwendet wird ein Tee aus den Samen, der mehrmals täglich getrunken wird. **Nicht während der Schwangerschaft anwenden; die Pflanze kann abtreibend wirken.**
Ingwer *(Zingiber officinale)*	Die Ingwerwurzel kann geschabt als Tee aufgebrüht werden. Ingwer kann aber auch als Frischsaft eingenommen werden. Möglich ist ebenso die (reichliche) Verwendung als Gewürz für Suppen (z. B. Karottensuppe mit Ingwer) und Speisen. Frischer Ingwer kann den Magen reizen. Die Vermischung mit Honig vermag diese Reaktion abzumildern. Zur Vorbeugung sollte bereits vor der Allergiesaison mit der Einnahme begonnen werden.

Pflanze	Anwendung / besondere Hinweise
Koriander (*Coriandrum sativum*)	Koriander hat eine antibiotische Wirkung. 3 Mal täglich nimmt man 1 TL frischen Koriandersaft ein. Frischer Koriandersaft kann auch äußerlich bei allergischem Juckreiz der Haut angewendet werden, indem man ihn auf die betroffenen Stellen aufträgt.
Kurkuma (*Curcuma longa*)	1 TL Kurkumapulver in warme Milch oder Öl (Ghee) einrühren und trinken. Dies sollte täglich über einen längeren Zeitraum hinweg gemacht werden. Oder auch einen ¼ TL Kurkumapulver mit 1 TL Honig in ein Glas Wasser einrühren und mehrmals täglich trinken. Kurkumapulver kann auch mit heißem Wasser zu einem Tee aufgebrüht werden. Die längerfristige Einnahme von Kurkuma kann zu Magenreizungen führen. Kurkuma kann hartnäckige gelbe Flecken hinterlassen.

Weitere Mittel / Anwendungen	Anwendung / besondere Hinweise
Jalneti/Nasya	Jalneti oder Nasya ist eine indische Form der Nasenspülung. Mit Hilfe einer Nasendusche wird warmes Wasser mit etwas Salz oder isotoner Salzlösung versetzt in ein Nasenloch eingebracht, es fließt durch das andere Nasenloch wieder heraus. Täglich in der Früh auf beiden Nasenseiten durchführen. Bei durch lange Jahre der Allergiebetroffenheit angegriffenen Nasenschleimhäuten kann es durch Jalneti zu starken Gesichts- und Kopfschmerzen kommen, da das eingeführte Wasser nicht von alleine wieder ausfließt, sondern sich in den Kiefer- und Stirnhöhlen sammelt. Daher in keinem Fall pures Wasser ohne Zugabe von Salz verwenden.
Nasya-Öl	Es gibt im Ayurveda spezielle Nasya-Öle, die sich für Jalneti eignen. Diese Öle können aber auch ohne Nasenspülung angewendet werden. Hierzu jeweils einen Tropfen Öl in beide Nasenflügel einbringen und vorsichtig aufschnupfen.
Yoga-Übungen	Alle Yoga-Übungen, die die inneren Organe stimulieren, sind geeignet zur Allergiebehandlung, da es bei Allergien aus ayurvedischer Sicht vor allem um eine richtige Verdauung und Ausscheidung geht. Geeignete Übungen sind Pflug, Vorwärtsbeuge, Kobra, Bogen u. a.

Weitere Mittel / Anwendungen	Anwendung / besondere Hinweise
Ayurvedische Heuschnupfenkur	Zur Vorbeugung reduziert man schon in der Vorallergiezeit tierische Nahrungsmittel, trinkt vermehrt Ingwertee und führt tägliche Nasya-Anwendungen durch. Zusätzlich täglich inhalieren. Um die Allergiebreitschaft des Körpers zu senken, führt man über ein Jahr lang eine Gelbwurzkur durch. Dabei wird 1 TL Kurkuma mit 1 TL Ghee und einem ¼ l Milch aufgekocht und noch heiß getrunken. Stattdessen kann man auch täglich 1 TL Maha Manjishta Kwatha einnehmen.

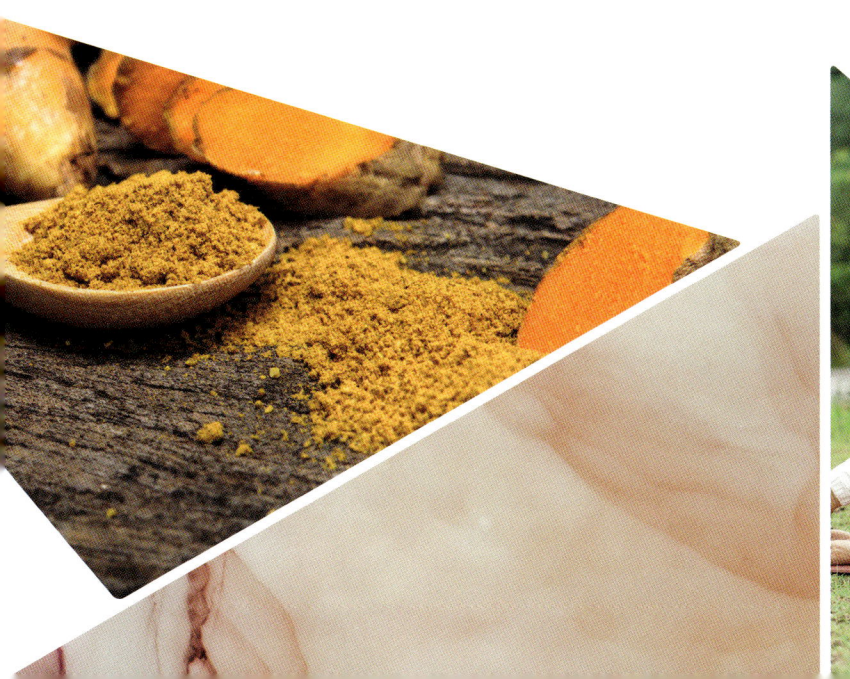

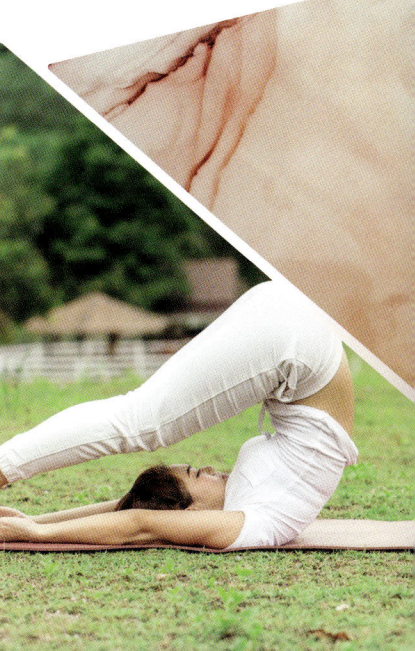

› Weitere traditionelle Mittel

Mittel	Anwendung / besondere Hinweise
Baobab/ Affenbrot-baum (*Adansonia digitata*)	Eingenommen wird das aus den Früchten gewonnene Pulver, das auch in Europa erhältlich ist. Entweder als Pulver, Kapseln, Tabletten oder in Form von Presslingen. Die Tagesdosis beträgt zwei gestrichene EL oder 10 g. *Aus Afrika.*
Lapacho (*Tabebuia impetiginosa*)	Getrocknete Rinde mit Wasser kalt aufsetzen, 5 Min. auf kleiner Flamme simmern, danach noch 15 Min. ziehen lassen. Über den Tag verteilt ca. 4 Tassen trinken. *Aus Südamerika.*
Mandelpilz (*Agaricus Blazei Murrill ABM*)	Dieser Heilpilz stärkt das gesamte Immunsystem. Kann in Pulver- oder Kapselform gekauft und eingenommen werden. 3 Mal täglich 2 Kapseln (akutes Stadium), 3 Mal täglich 1 Kapsel (chronische Erkrankungen). *Aus Südamerika.*
Schwarz-kümmelöl (*Nigella sativa*)	Schwarzkümmelöl gibt es als reines Öl oder in Kapselform in der Apotheke oder über das Internet zu kaufen. Dabei sollte auf eine gute Qualität geachtet werden. Täglich werden 3 TL Öl oder 3 Mal je 2 Kapseln eingenommen. Vor der Allergiesaison bereits mit der Einnahme beginnen und über 3–6 Monate beibehalten. *Aus Afrika.*

Behandlung – Neuere Methoden

› *Homöopathie*

Einzelmittel	Beschwerden / Einsatzgebiete
Allium cepa *(Zwiebel)* **D2 bis D6**	Bei allergischem Asthma mit starker Verschleimung der oberen Atemwege.
Arsenicum album *(Arsen)* **D5, D6 oder D30**	Bei allergischen Beschwerden, die auch mit Atemnot und Unruhe einhergehen. Gefühl des Wundseins. Fließschnupfen wechselt sich mit Stockschnupfen ab. Ist auf der rechten Seite stärker spürbar.
Euphrasia *(Augendost)* **D6**	Bei allergischen Beschwerden mit Beteiligung der Augen. Euphrasia findet sich auch oft in homöopathischen Augentropfen zur Behandlung allergischer Augenbeschwerden.
Galphimia glauca *(Kleiner Goldregen)* **D4**	Bei allergischem Juckreiz, Kribbeln und Brennen.
Gelsemium *(Jasmin)* **D6 oder D12**	Allergische Beschwerden mit Kopfschmerzen, Schwere, Benommenheit, schweren Lidern. Schluckbeschwerden bis in die Ohren hinein.

Einzelmittel	Beschwerden / Einsatzgebiete
Luffa *(Kürbis-schwämmchen)* **D6 oder D12**	Bei allergischen Beschwerden in Verbindung mit Stirn- und Nebenhöhlenentzündungen, Kopfschmerzen und ausgetrockneten Schleimhäuten.
Psorinum *(Krätzenosode)* **D6, D12 oder auch Hoch-potenzen wie C9 oder C30** *(dann nur ein Mal pro Monat einnehmen)*	Allergische Beschwerden mit chronisch verstopfter Nase, Fließschnupfen, ohne dass die Nase aufgeht, auch bei trockener, schmerzender Kehle.
Sabadilla *(Läusekraut)* **D6**	Nase läuft nur an manchen Tagen, Kopfschmerzen und schwacher Kreislauf. Ideal, wenn mehrere Allergien (z. B. Pollenallergie und Hausstauballergie) gleichzeitig bestehen.
Sinapis *(Schwarzer Senf)* **D6**	Ständiges Kribbeln in der Nase, angeschwollene Nasenschleimhaut, teilweise auch asthmatische Beschwerden.

› Aromatherapie

Mittel	Anwendung / besondere Hinweise
Eukalyptus *(Eucalyptus)*	Ätherisches Öl zur Inhalation oder im Dampfbad verwenden.
Himalaya-Zeder *(Cedrus deodara)*	Ätherisches Öl auf den Körper sprühen oder für eine Duftlampe verwenden. Auch Dampfbad ist möglich.
Lavendel *(Lavandula)*	Ätherisches Öl für Inhalationen verwenden.
Ysop *(Hyssopus officinalis)*	Ätherisches Öl zur Inhalation oder im Dampfbad verwenden.

› Schüßler Salze

Bei Allergieerkrankungen der oberen Atemwege werden folgende Schüßler Salze eingesetzt: *Nr. 2 Calcium Phosphoricum, Nr. 3 Ferrum Phosphoricum, Nr. 4 Kalium Chloratum, Nr. 8 Natrium Chloratum, Nr. 10 Natrium Sulfuricum*

Die Salze können einzeln oder auch in Mischungen (bis zu 5 Salze) eingenommen werden. Die Salze werden 3–6 Mal täglich eingenommen, maximal 1–2 Tabletten jeweils.

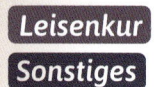

› *Leisenkur*

Elemente	Nahrungs-schwerpunkt	Bad	Tee
Cr (Chrom), P (Phosphor), Zn (Zink), Cu (Kupfer)	Bohnen, Rettich, Erbsen, Papri-ka, Kartoffel, Kohlrabi, Lauch, Möhren, Kopf-salat, Feldsalat, Nahezu alle Obstsorten	Täglich ein Bad mit Ho-lunderblüten	Täglich etwa 2 Liter Tee aus Holun-derblüten

› *Histamin-Stopper*

Im Handel sind einige Mittel, welche die Ausschüttung von Histamin im Körper unterbinden sollen. Sie werden nach Gebrauchsanweisung eingenommen.

› *Postnasal Drip*

Mit der Bezeichnung Postnasal Drip wird das für viele Allergiebetroffene lästige Symptom der ständigen Schleimproduktion im Nasen-Rachenraum bezeichnet. Viele AllergikerInnen kennen das: Sie haben ständig Schleim im Hals, das Fließen scheint niemals aufzuhören.

Durch die Empfindlichkeit der Nasenschleimhaut und der immerwährenden Reizung durch Allergene wird im Nasen-Rachenraum ständig Schleim produziert. Oft kann dieser Schleim allerdings nicht ausgeschnäuzt werden, da die Nase an sich frei ist. Stattdessen läuft der Schleim im hinteren Rachenbereich hinunter zu den Atemwegen. Dies kann zu Hustenreiz mit Schleimauswurf führen. Betroffenen bleibt oft nichts weiter übrig, als den Schleim entweder geräuschvoll aufzuziehen und dann über den Mund auszuwerfen oder ihn hinunterzuschlucken, wobei allerdings auch Pollen mitverschluckt werden, die dann Magen-Darm-Probleme verursachen können.

Durch regelmäßige Nasenspülungen und Inhalationen kann versucht werden, die Schleimproduktion langsam zu verringern. Zur Nasenspülung eignet sich eine Nasendusche oder auch ein ayurvedisches Netikännchen. Das Gefäß wird mit warmem (nicht zu heißem!) Wasser gefüllt, in dem anschließend ein ½ TL isotone Salzlösung aufgelöst wird. Den ersten Schluck, der unten aus dem Gefäß strömt, weggießen, da hier eine sehr hohe Salzkonzentration herrscht, dann im Wechsel beide Nasengänge durchspülen. Alternativ können auch andere Flüssigkeiten zum Nasenspülen verwendet werden, etwa *Salbei (Salvia officinalis), Kalmuswurzel (Acorus calamus) oder Tulsi (Ocimum tenuiflorum; Indisches Basilikum)*.

Zum Inhalieren eignet sich ein Vernebler oder auch (nicht zu heißer) Dampf. Hilfreich ist hier besonders Thymiantee. Wichtig ist, dass Nasenspülung und Inhalation regelmäßig über einen längeren Zeitraum angewendet werden.

Bei akuter Schleimbildung hat sich das Gurgeln mit Salbeitee oder heißem Salzwasser bewährt.

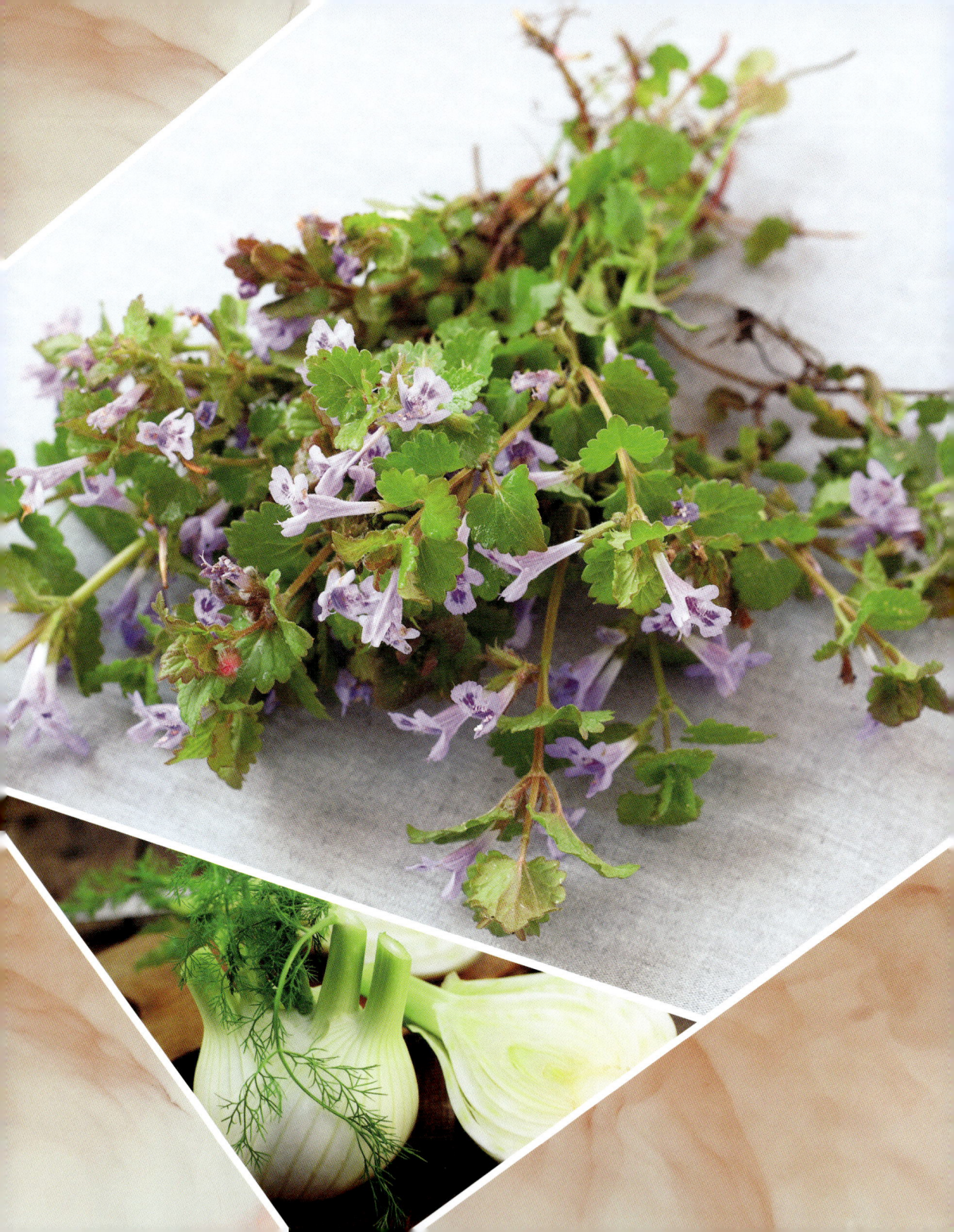

Asthma & Allergieerkrankungen der unteren Atemwege

Behandlung – Traditionelle Verfahren

› TEM

Pflanze	Anwendung / besondere Hinweise
Acker-gauchheil *(Anagallis arvensis)*	Getrocknetes Kraut überbrühen, 10 Min. ziehen lassen. Mehrere Tassen über den Tag verteilt trinken. Auch Brustwickel mit in den Tee eingetauchten Tüchern sind möglich. Dabei den Wickel immer warm halten.
Alant *(Inula helenium)*	Alant(wurzel) überbrühen, 15 Min. ziehen lassen, mit Honig süßen, täglich 2–4 Tassen zu sich nehmen.
Andorn *(Marrubium vulgare)*	Kraut überbrühen, 10 Min. ziehen lassen. 3 Tassen täglich. Auch einmal in der anfallsfreien Zeit einen Versuch machen, denn Andorn entgiftet den Körper und befreit ihn von alten Verschleimungen.

Pflanze	Anwendung / besondere Hinweise
Apfelessig	2 TL Apfelessig in Wasser auflösen, Honig nach Geschmack dazugeben. 3 Mal täglich über mindestens 3 Monate einnehmen. Bei nächtlichen Atembeschwerden: 1 Glas Apfelessig mit Honig schluckweise über 30 Min. trinken. Dazu Mullbinden in Apfelessig tauchen und um die Handgelenke wickeln. Mit Apfelessig (pur oder verdünnt) kann bei allergischen Beschwerden auch inhaliert werden. Hierzu Apfelessig erhitzen und den Dampf einatmen. Aufgrund der großen enthaltenen Menge an Fructose und Histamin kann die Einnahme von Apfelessig bei einigen Betroffenen auch allergieartige Beschwerden auslösen.
Basilikum *(Ocimum basilikum)*	Einige Tropfen Basilikumöl mit Olivenöl vermischen, die Brust damit einreiben. Nicht in der Schwangerschaft anwenden.
Bibernelle *(Pimpinella major)*	Kraut kalt ansetzen, aufkochen, eine Minute ziehen lassen, mit Honig süßen, 3 Tassen täglich trinken. **Tinktur:** 2–3 TL täglich einnehmen. Alternativ immer wieder Bibernellwurzel kauen und den Saft schlucken.
Bittere Kreuzblume *(Polýgala amára)*	Kraut kalt ansetzen, aufkochen, eine Minute ziehen lassen. 2–3 Tassen täglich einnehmen.

Pflanze	Anwendung / besondere Hinweise
Bittersüßer Nacht-schatten (*Solanum dulcamara*)	Kraut überbrühen und als Tee einnehmen. Unbedingt Rücksprache mit dem Facharzt halten, da höhere Dosen giftig sind.
Dost/Wilder Majoran (*Origanum vulgare*)	Kraut überbrühen, 2 Tassen täglich trinken oder tropfenweise Dost-Öl innerlich einnehmen.
Eberesche (*Sorbus aucuparia*)	**Ebereschenmus**: Beeren weich kochen, durch ein Sieb streichen. Masse mit der gleichen Menge Zucker aufkochen und in kleine Gläser abfüllen. Immer wieder 1 EL davon einnehmen.
Eberwurz (*Radix Carlinae*)	**Eberwurztinktur**: Klein geschnittene Wurzeln mit fünf Mal so viel hochprozentigem Alkohol ansetzen. 10 Tage stehen lassen, abseihen. Morgens und abends je 20 Tropfen einnehmen.
Efeu (*Hedera helix*)	Tee aus Efeublättern sollte wegen der Giftigkeit nicht selbst hergestellt werden. Stattdessen gibt es speziell aufbereitete Trockenextrakte in hoch dosierter Form aus der Apotheke.
Eisenkraut (*Verbena officinalis*)	Blätter mit kochendem Wasser überbrühen, 5 Min. ziehen lassen. 2–3 Tassen pro Tag.

Pflanze	*Anwendung / besondere Hinweise*
Engelsüß (*Polypodium vulgare*)	Wurzel pulverisiert entweder mit Honig vermischt zu einem Brei rühren oder aufgebrüht als Tee einnehmen.
Fenchel (*Foeniculum vulgare*)	Mehrere Tassen Fencheltee mit Honig über den Tag verteilt trinken.
Fichte (*Picea abies*)	Aus Nadeln und jungen Sprossen einen Tee zubereiten. 1–2 Tassen täglich trinken. Fichtentee eignet sich aufgrund der enthaltenen ätherischen Öle auch zur Inhalation. Einige Tropfen Tee in den Dampfinhalator einfüllen. Auch das Harz der Fichte kann bei allergischen Erkrankungen der unteren Atemwege verwendet werden. Dazu ausgetretenes Harz von Fichtenbäumen absammeln und einige Woche in Öl einlegen, bis dieses stark duftet. Dieses Öl für Brustwickel verwenden. Dabei den Wickel immer warm halten.
Fingerhut, Roter (*Digitalis purpurea*)	Wurde früher zur Asthmabehandlung eingesetzt. Aufgrund der Giftigkeit ist von einer Selbstbehandlung abzuraten. Fingerhut gibt es auch in homöopathischer Form.
Gänseblümchen (*Bellis perennis*)	Kraut kalt ansetzen, aufkochen, eine Minute ziehen lassen. 2–3 Tassen täglich einnehmen.
Gänsefingerkraut (*Potentilla anserina*)	Kraut überbrühen, 10 Min. ziehen lassen. 1–2 Tassen am Tag trinken. Auch eine Tinktur aus Gänsefingerkraut kann bei Asthma eingenommen werden.

Pflanze	Anwendung / besondere Hinweise
Gunder- mann *(Glechoma hederacea)*	**Tee:** Kraut überbrühen, täglich 1–2 Tassen trinken. Frischen Presssaft im Verhältnis 1:10 mit Wasser verdünnt einnehmen. Gundermann kann roh auch dem Salat beigegeben werden, die schönen blauen Blüten sind eine wahre Augenfreude.
Heilziest *(Stachys officinalis)*	Kraut überbrühen, mind. 15 Minuten ziehen lassen, mit Honig süßen. 3 Tassen über den Tag verteilt trinken. Wird vor allem bei allergischem Asthma eingesetzt.
Hirschzunge *(Asplenium Scolopen- drium)*	**Nach Hildegard von Bingen:** Etwas Hirschzungenkraut in Wein ca. 1 Stunde kochen, dann vom Herd nehmen. Abkühlen lassen, Honig je nach Geschmack dazugeben, Pfeffer und Zimt hinzufügen, aufkochen, heiß in Flaschen füllen. 3 Mal täglich eine kleine Menge einnehmen.
Honig	Siehe Seite 51.
Isländisch Moos *(Cetraria islandica)*	Kraut kalt ansetzen, erhitzen, sofort abseihen. 3 Tassen täglich trinken. **Tinktur:** Kraut mit der 10-fachen Menge Schnaps ansetzen, 2 Wochen stehen lassen. Abseihen. 3 Mal täglich 20 Tropfen einnehmen.
Karotte *(Daucus carota subsp. Sativus)*	**Karottenmus:** Karotten waschen, kochen, pürieren, mit Honig abschmecken. Als Vorspeise vor dem Abendessen oder kurz vor dem Schlafengehen einnehmen. Immer frisch zubereiten.

Pflanze	Anwendung / besondere Hinweise
Kefir	Täglich 1 Liter trinken. Etwa über 1–3 Monate anwenden.
Königskerze *(Verbascum densiflorum)*	Blüten überbrühen, 3–5 Min. ziehen lassen, mit Honig süßen, 3–4 Tassen täglich trinken.
Kohl (Weißkraut) *(Brassica oleracea L.)*	Die Blätter des Weißkohls wirken entzündungshemmend. Für eine Brustauflage die äußersten Blätter eines Kohlkopfs ablösen und mit dem Nudelholz etwas anquetschen. Danach großflächig auf die Brust auflegen, mit einem Handtuch bedecken und mit einer Wärmeflasche warmhalten. Einige Stunden einwirken lassen.
Lorbeer *(Laurus nobilis)*	Lorbeerblätter enthalten das ätherische Öl Cineol, das bei Asthma lindernd wirkt. 1 TL zerkleinerte Lorbeerblätter etwa 10 Min. köcheln lassen. Abseihen, evtl. mit Honig süßen und schluckweise trinken.
Lungen-kraut *(Pulmonaria officinalis)*	Kraut überbrühen, 10 Min. ziehen lassen. 3 Tassen täglich trinken.
Maisöl	Zu allen Mahlzeiten 1 EL Maisöl (kalt gepresst) einnehmen.
Majoran *(Origanum majorana)*	Kraut überbrühen, 2 Tassen täglich trinken.

Pflanze	*Anwendung / besondere Hinweise*
Meerrettich *(Armoracia rusticana)*	3 EL geriebenen Meerrettich mit 1 EL Bienenhonig vermischen. 3 Mal täglich davon 1 TL einnehmen. **Nach Hildegard von Bingen:** 1 TL Meerrettich-Galgantmischung in warmem Wein oder Wasser auflösen und vor und nach dem Essen trinken. Diese Mischung ist im Handel zu erwerben.
Meisterwurz *(Imperatoria ostruthium)*	Tee aus Wurzel zubereiten. Dabei die Pflanzenteile kalt ansetzen, zum Kochen bringen, 3 Min. kochen lassen. 2 Tassen täglich einnehmen.
Quark (Topfen)	Bei Atembeschwerden Quark (Topfen) in einer dicken Lage auf ein Stück Stoff streichen und um die Brust geben. Kann 1 Stunde bis über Nacht einwirken.
Quendel/ Wilder Thymian *(Thymus serpyllum)*	1–2 TL Kraut auf eine Tasse Wasser, kalt aufsetzen, dann aufkochen. Oder als Wein: Einige Blüten in 1 Liter Weißwein geben, 14 Tage stehen lassen (in der Sonne/auf dem Ofen), immer wieder ein Gläschen vor den Mahlzeiten trinken.
Sauerkraut	10 Wochen lang täglich ½ kg rohes Fasssauerkraut vermischt mit 1 rohen Zwiebel und 1 Zehe Knoblauch plus eine Prise Anispulver über den Tag verteilt essen. Dazu die Ernährung ganz auf rohe und gekochte Pflanzen umstellen. Vorsicht bei bestehender Fructose- und/oder Histamin-Unverträglichkeit.

Pflanze	Anwendung / besondere Hinweise
Schafgarbe (*Achillea millefolium*)	Blüten und Kraut überbrühen, 10 Min. ziehen lassen, 2 Tassen täglich trinken.
Schneeball, Wolliger (*Viburnum lantana*)	Die Knospen des Wolligen Schneeballs werden in der Gemmotherapie eingesetzt. Sie reinigen Lungen und Bronchien, wirken stark krampflösend und antiallergisch. 2 Mal täglich jeweils 2 ml des Mazerats zwischen den Mahlzeiten einnehmen.
Schweizer Meerträubel (*Ephedra helvetica*)	Aufgrund des enthaltenen Ephedrins, eines Alkaloids, sind Meerträubel-Präparate kaum im Handel erhältlich. Ephedrin gibt es allerdings in homöopathischer Dosierung.
Senf (*Sinapis*)	**Senfwickel:** Schwarzes Senfpulver mit Wasser zu einem Brei anrühren, etwa 15 Min. auf die Brust auflegen. Die dabei entstehende Hautreizung ist beabsichtigt. Abends eine Tasse Rinderbrühe mit 2 EL Senf trinken.
Spitzwegerich (*Plantago lanceolata*)	Tee aus überbrühtem Kraut oder auch frischen Saft mehrmals täglich einnehmen.

Pflanze	Anwendung / besondere Hinweise
Stechapfel *(Datura stramonium)*	Die getrockneten Blätter des Stechapfels wurden früher als Beimischung zu Zigaretten verwendet und zur Behandlung von Asthma eingesetzt. Von der Einnahme von Stechapfel muss allerdings wegen der Giftigkeit abgeraten werden. Stechapfel liegt auch in homöopathischer Potenz vor.
Sonnentau *(Drosera rotundifolia)*	Kraut überbrühen. Mehrere Tassen am Tag trinken.
Schweizer Meerträubel *(Ephedra helvetica)*	Aufgrund des enthaltenen Ephedrins, eines Alkaloids, sind Meerträubel-Präparate kaum im Handel erhältlich. Ephedrin gibt es allerdings in homöopathischer Dosierung.
Süßholz *(Glycyrrhiza glabra)*	Verwendet wird die Wurzel der Pflanze. Süßholz wirkt entzündungshemmend und hemmt den Abbau von Kortikoiden. Daher hilfreich bei Allergien. Die Wurzel (klein geschnitten oder als Pulver) kalt ansetzen, aufkochen, mind. 10 Min. köcheln lassen. 2–3 Tassen täglich trinken. Es gibt auch Süßholzextrakt im Handel zu kaufen. Süßholz sollte nicht länger als 3 Wochen am Stück eingenommen werden, denn es hat ähnliche Wirkungen wie Cortison und kann daher auch zu ähnlichen Nebenwirkungen führen.

Pflanze	Anwendung / besondere Hinweise
Thymian *(Thymus vulgaris)*	Kraut überbrühen, mehrere Tassen am Tag trinken. Kann auch mit Honig gesüßt werden. Ebenfalls möglich ist die Einnahme einer Thymiantinktur oder eines Sirups. Hierzu Honig mit Thymianpulver vermischen. Evtl. etwas frischen Saft dazugeben. Immer direkt vor der Einnahme zubereiten. Bei Thymian ist eine gewisse Vorsicht bei einer bestehenden Birkenallergie wegen möglicher Kreuzreaktionen geboten.
Veilchen *(Viola)*	2 TL Blüten kalt ansetzen, aufkochen, 5 Min. ziehen lassen. 3 Mal täglich eine Tasse trinken.
Wacholder *(Juniperus)*	Junge Blätter überbrühen. Einige Tassen am Tag trinken.
Weihrauch *(Boswellia)*	Weihrauch dämpft die Immunreaktionen bei Allergien. Wasserdampfinhalation mit einigen Tropfen Weihrauchöl durchführen. Weihrauch gibt es auch in Kapselform, geeignet zur oralen Einnahme. Hierbei müssen mindestens 3 Mal 450 mg über den Tag verteilt eingenommen werden, um eine positive Wirkung zu erzielen. Studien haben ergeben, dass Personen, die dies über einen längeren Zeitraum taten, cortisonhaltige Medikamente reduzieren oder sogar gänzlich ersetzen konnten.

Pflanze	Anwendung / besondere Hinweise
Wiesen-schaum-kraut *(Cardamine pratensis)*	Aus Wiesenschaumkraut kann ein Frischsaft oder Kaltauszug zur inneren Einnahme bereitet werden.
Ysop *(Hyssópus officinalis)*	Kraut überbrühen als Tee. 2 Tassen täglich einnehmen. Oder auch Wasserdampfinhalation mit Blüten und Blättern durchführen.
Zwiebel *(Allium cepa)*	Die Küchenzwiebel wird vor allem roh eingesetzt. Regelmäßig rohe Zwiebeln essen. Rohen Zwiebelsaft mit Honig vermischt einnehmen. Oder auch eine Zwiebelkur durchführen: Dazu geschälte Zwiebeln pressen, Saft in einem Glas mit lauwarmem Wasser verrühren. Mit Honig abschmecken. 10–20 Tage im Monat auf nüchternen Magen trinken.

* Aus den aufgelisteten Kräutern können auch spezielle Tee-mischungen zur Behandlung von Asthma hergestellt werden: z. B. aus Fenchel, Huflattich, Spitzwegerich, Thymian und Melisse, die man zu gleichen Teilen mischt. 2 TL davon überbrühen, 10 Min. ziehen lassen, mit Honig süßen. 3–5 Tassen täglich trinken.

Edelsteine	Anwendung / besondere Hinweise
Bernstein	Bei allergischen Atemwegsbeschwerden eine Bernsteinkette um Hals oder Arme tragen. Die Kette wird unter lauwarmem Wasser gereinigt und in einer Gruppe von Bergkristallen aufgeladen. Bernstein nicht in die Sonne legen, da er brüchig werden kann.
Falkenauge/ Tigerauge	Kugelkette aus Falkenauge-Tigerauge tragen. Den Edelstein Falkenauge nicht zur Herstellung von Edelsteinwasser verwenden. Nicht länger als 1–2 Wochen am Stück tragen.
Malachit	Als Kette tragen oder auch auf die Haut aufkleben. Mit Malachit Edelsteinwasser herstellen und dieses trinken oder dem Badewasser hinzugeben. **Achtung:** Malachitstaub ist giftig, daher den Stein nicht reiben.

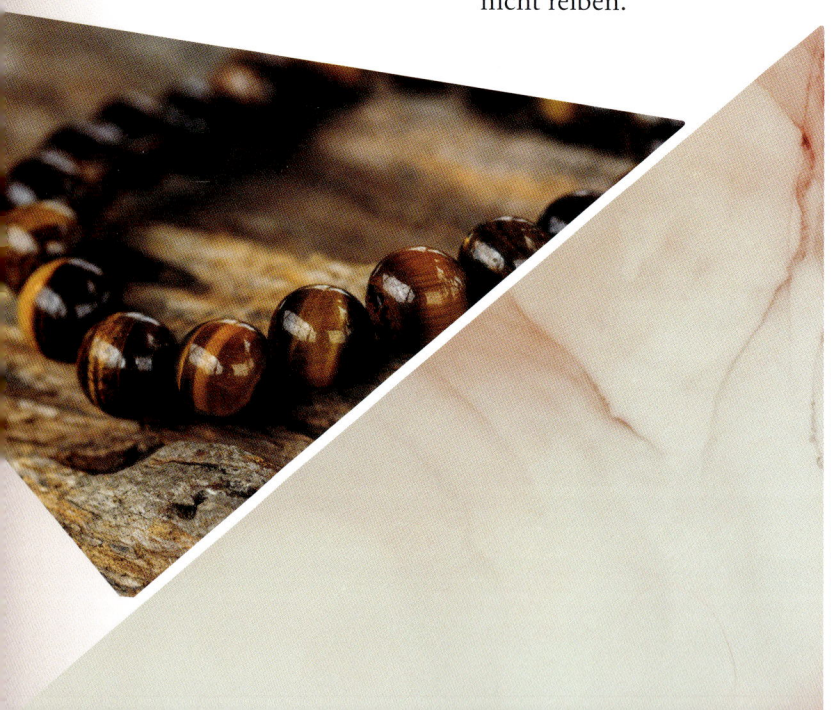

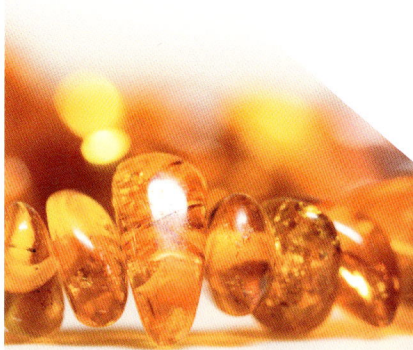

› *TCM*

Pflanze / Pilze	Anwendung / besondere Hinweise
Chinesischer Raupenpilz *(Cordyceps sinensis)*	Stärkt die Lebensenergie Chi. Als Pulver aus dem gesamten Pilz (in Kapselform) einnehmen. Es gibt auch Mischpräparate, in denen mehrere Pilzpulver enthalten sind. Mindestens 2 x 2 Kapseln pro Tag einnehmen.
Ginkgo *(Ginkgo biloba)*	Tee aus frischen oder getrockneten Blättern herstellen. Mehrere Tassen am Tag. Evtl. mit Honig süßen. Ginkgo-Extrakte und andere Präparate sind auch im Handel erhältlich.
Ginseng *(Panax ginseng)*	Vor allem der rote Ginseng soll eine entzündungshemmende Komponente beinhalten. Ginseng wird am besten in Form von Kapseln eingenommen.
Ling Zhi/ Reishi *(Ganoderma lucidum)*	Dieser Heilpilz vermindert die Histaminausschüttung im Körper. Wichtigster Heilpilz bei der Behandlung von Allergien und Asthma. Als Pulver aus dem gesamten Pilz (in Kapselform) einnehmen. Es gibt auch Mischpräparate, in denen mehrere Pilzpulver enthalten sind. Mindestens 2 x 2 Kapseln pro Tag einnehmen.

Akupressur-punkte / Griffe	Anwendung / besondere Hinweise
Brustbein	Empfindliche Stelle am Brustbein suchen und kräftig pressen. Im akuten Zustand bei Bedarf. Bei chronischen Erkrankungen 3 Mal täglich. Empfindliche Punkte leicht ca. 30 Sekunden pressen. Weniger empfindliche Punkte 10–15 Sekunden fester drücken.
Schlüssel-bein	Am oberen Rand in der Mitte des Schlüsselbeins drücken. Im akuten Zustand bei Bedarf. Bei chronischen Erkrankungen 3 Mal täglich. Empfindliche Punkte leicht ca. 30 Sekunden pressen. Weniger empfindliche Punkte 10–15 Sekunden fester drücken.
Rippen	Den Raum zwischen erster und zweiter Rippe drücken. Im akuten Zustand bei Bedarf. Bei chronischen Erkrankungen 3 Mal täglich. Empfindliche Punkte leicht ca. 30 Sekunden pressen. Weniger empfindliche Punkte 10–15 Sekunden fester drücken.
Hand	In die Vertiefung zwischen Daumen und Zeigefinger hineindrücken. Im akuten Zustand bei Bedarf. Bei chronischen Erkrankungen 3 Mal täglich. Empfindliche Punkte leicht ca. 30 Sekunden pressen. Weniger empfindliche Punkte 10–15 Sekunden fester drücken.
Gesicht	Um die Atmung zu erleichtern und zu vertiefen, drückt man fest auf den Bereich zwischen Oberlippe und Nase (mittig).

Sonstiges	Anwendung / besondere Hinweise

Schröpfen

Schröpfen kann bei Asthma, vor allem während eines Anfalls, hilfreich sein, um die Verkrampfung der Bronchien zu lösen und den zähem Schleim abzuhusten. Am besten lässt man sich das Schröpfen von einer erfahrenen Person einmal zeigen.

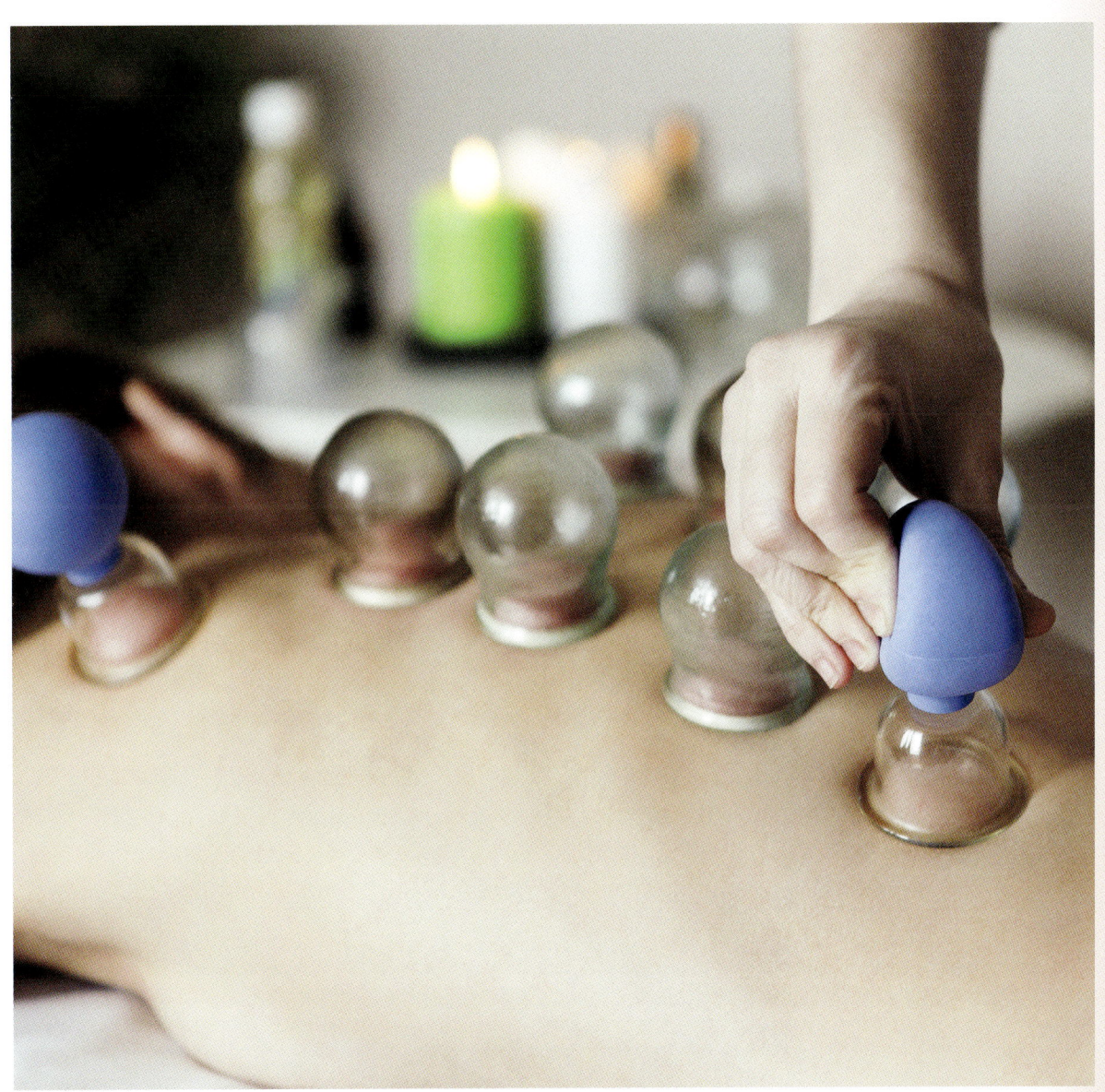

› *Ayurveda*

Pflanzen	*Anwendung / besondere Hinweise*
Ajuwan (*Trachyspermum ammi*)	Verwendet werden die Samen der Pflanze. Samen mit kochendem Wasser überbrühen, 2 Tassen täglich trinken. Ajuwan kann auch zum Inhalieren verwendet werden. Am besten 1 TL eines etwas abgekühlten Tees in den Vernebler einfüllen oder den Tee direkt als Dampf inhalieren.
Alant (*Inula helenium*)	Wurzeln und Blüten in Wasser ca. 20 Min. lang kochen. 3 Mal täglich mit Honig gesüßt trinken.
Assa-foetida/ Stinkasant (*Ferula assa-foetida*)	Verwendet wird das Harz, eine Absonderung der Wurzel. Es wird als Pulver eingenommen. Asafoetida kann auch als Gewürz über das Essen gegeben werden. Der Geruch ist sehr stark, knoblauchähnlich, daher das Pulver verschlossen aufbewahren. Kann den Magen bei längerem Gebrauch reizen.
Bibhitaki/ Belerische Myrobalane (*Terminalia belerica*)	Verwendet werden die Früchte der Pflanze, sie wirken antiallergisch. Am besten mit Gelbwurzpulver (und Honig) vermischen und einnehmen. Bibhitaki ist auch Bestandteil von Triphala.

Pflanzen	Anwendung / besondere Hinweise
Brahmi *(Bacopa monnieri)*	Bei Brahmi wurden gefäßerweiternde Effekte auf die Bronchien nachgewiesen. Eingenommen wird die Pflanze als Pulver von etwa 750–1500 mg pro Tag. Ein Einnahmezeitraum von ca. 12 Wochen gilt als ungefährlich. Bei längerer Einnahme kann es zu Magenkrämpfen, Mundtrockenheit, Müdigkeit und erhöhter Darmtätigkeit kommen.
Flachs/Lein *(Linum usitatissimum)*	Verwendet werden die Samen der Pflanze, entweder als Tee aufgebrüht oder als Pulver mit Honig vermischt. Kann man auch mit Süßholz vermischt einnehmen.
Guducci *(Tinospora cordifolia)*	Pulver der Pflanze mit Honig anrühren. 2 TL pro Tag einnehmen, je einen morgens und einen abends.
Haritaki *(Terminalia chebula)*	Verwendet werden die Früchte der Pflanze. Man kann sie als Tee, Pulver oder Paste einnehmen. Haritaki ist auch Bestandteil von Triphala.
Indisches Lungenkraut *(Adhatoda vasica)*	Saft der Pflanze mit Honig vermischt täglich einnehmen. Nicht in der Schwangerschaft anwenden. Im Handel sind verschiedene Präparate auf der Basis von Adhatoda erhältlich.

Pflanzen	Anwendung / besondere Hinweise
Ingwer *(Zingiber officinale)*	Die Ingwerwurzel kann geschabt als Tee aufgebrüht werden. Ingwer kann auch als Frischsaft eingenommen werden. Möglich ist ebenso die (reichliche) Verwendung als Gewürz für Suppen (z. B. Karottensuppe mit Ingwer) und Speisen. Frischer Ingwer kann den Magen reizen. Die Vermischung mit Honig vermag diese Beschwerden abzumildern.
Kalmus *(Acorus calamus)*	Die Wurzel der Pflanze wird mit kochendem Wasser überbrüht als Tee eingenommen. Sie kann auch mit Milch angesetzt werden. Ebenfalls kann das Pulver der Wurzel eingenommen werden.
Kampfer *(Cinnamomum camphora)*	Verwendet wird das kristallisierte, destillierte Öl der Pflanze. Man setzt das Öl niedrig dosiert als Tee an, auch das Pulver kann eingenommen werden. Vorsicht: Kampfer kann überdosiert narkotisch wirken. Daher nicht bei Säuglingen und Kleinkindern anwenden.
Kardamom *(Elettaria cardamomum)*	Die Samen der Pflanze können als Tee (das Wasser dabei nicht kochen) oder auch in heißer Milch eingenommen werden. Sie wirken stark schleimlösend. Durch den süßen Geschmack ist Kardamom auch für die Behandlung von Allergieerkrankungen bei Kindern geeignet.

Pflanzen	Anwendung / besondere Hinweise
Knoblauch *(Allium sativum)*	Knoblauch (Wurzel) kann als Tee oder Frischsaft eingenommen werden. Knoblauch ist eine gute Reinigungspflanze. Allerdings können innere und äußere Blutungen durch die Einnahme von Knoblauch verschlimmert werden, da das Blut leicht verdünnt wird. Zudem wirkt Knoblauch anregend auf den Geschlechtstrieb und wird daher von Menschen auf spiritueller Suche zumeist vermieden.
Kurkuma *(Curcuma longa)*	1 TL Kurkumapulver in warme Milch oder Öl (Ghee) einrühren und trinken. Dies sollte täglich über einen längeren Zeitraum hinweg gemacht werden. Oder auch einen ¼ TL Kurkumapulver mit 1 TL Honig in ein Glas Wasser einrühren und mehrmals täglich trinken. Kurkumapulver kann auch mit heißem Wasser zu einem Tee aufgebrüht werden. Die längerfristige Einnahme von Kurkuma kann zu Magenreizungen führen. Kurkuma kann hartnäckige gelbe Flecken hinterlassen.

Pflanzen	Anwendung / besondere Hinweise
Langer Pfeffer *(Piper longum)*	Aus Langer Pfeffer (eine Prise pro Tasse) kann ein Absud bereitet werden. Vermischt mit Honig einnehmen. Langer Pfeffer eignet sich auch zur sogenannten Treppenkur: Hierzu wird jeden Morgen auf nüchternen Magen eine ansteigende Grammanzahl an gemahlenem Langen Pfeffer (grün) in warmem Wasser eingenommen. Halbgrammweise steigert man von 0,5 Gramm am ersten Tag bis hin zu 5 Gramm am 10. Tag. 5 Gramm werden über 5 Tage hinweg eingenommen, dann wieder absteigend die Menge vermindern. Insgesamt dauert die Pfefferkur auf diese Art und Weise etwa einen Monat. Sie zeigt gute Erfolge bei allen allergischen Erkrankungen in der Vorbeugung sowie Behandlung. Langer Pfeffer ist recht scharf. Wer es nicht schafft, die gesamten 5 Gramm in warmem Wasser verrührt zu sich zu nehmen, kann auch nur 1 oder 2 Gramm in Wasser einnehmen. Den Rest mit Honig vermischen und einnehmen, um die Schärfe abzumildern.
Myrrhe **(Harz** **der Gattung** **Commiphora)**	Verwendet wird das Harz der Pflanze. Es kann als Aufguss (Tee) oder Pulver eingenommen werden. Zudem kann mit Myrrhe auch geräuchert werden. Bei der Verwendung von ätherischen Harzen zum Räuchern ist immer Vorsicht geboten. Dosis gering beginnen und langsam steigern.

Pflanzen	Anwendung / besondere Hinweise
Neem *(Azadirachta indica)*	Neemblätter können frisch oder getrocknet als Tee aufgebrüht werden. Der Tee ist allerdings recht bitter. Daher greifen viele Menschen auf ein Extrakt oder Tabletten zurück. Der Absud aus Neemblättern eignet sich auch für Inhalationen. Neem besitzt verhütende Eigenschaften (bei Männern und Frauen). Daher nicht bei bestehendem Kinderwunsch anwenden. Ebenso in der Schwangerschaft meiden, kann zu Fehlgeburten führen.
Nelken *(Syzygium aromaticum)*	Verwendet werden die getrockneten Blütenknospen der Pflanze. Entweder als Tee (dabei das Wasser nicht kochen) oder auch in heißer Milch einnehmen.
Safran *(Crocus sativus)*	Einen ½–3 Fäden täglich einnehmen. Höhere Dosen von Safran sind giftig. Die Pflanze kann zudem auch abtreibend wirken und Fehlgeburten auslösen.
Süßholz *(Glycyrrhiza glabra)*	Verwendet wird die Wurzel der Pflanze. Süßholz wirkt entzündungshemmend und hemmt den Abbau von Kortikoiden. Daher ist es hilfreich bei diversen Allergien. Aus Süßholz kann ein Tee gemeinsam mit Ingwer zubereitet werden. Der Geschmack ist süß-scharf. Süßholz sollte nicht länger als 3 Wochen am Stück eingenommen werden, denn es hat ähnliche Wirkungen wie Cortison und kann daher auch zu ähnlichen Nebenwirkungen führen.

Pflanzen	Anwendung / besondere Hinweise
Triphala *(Drei Früchte)*	Bei Triphala handelt es sich um eine Kombination aus Amalaki, Bibhitaki und Haritaki. Triphala gibt es in verschiedenen Variation von Pulver bis Marmelade zu kaufen. 1–2 EL täglich einnehmen.

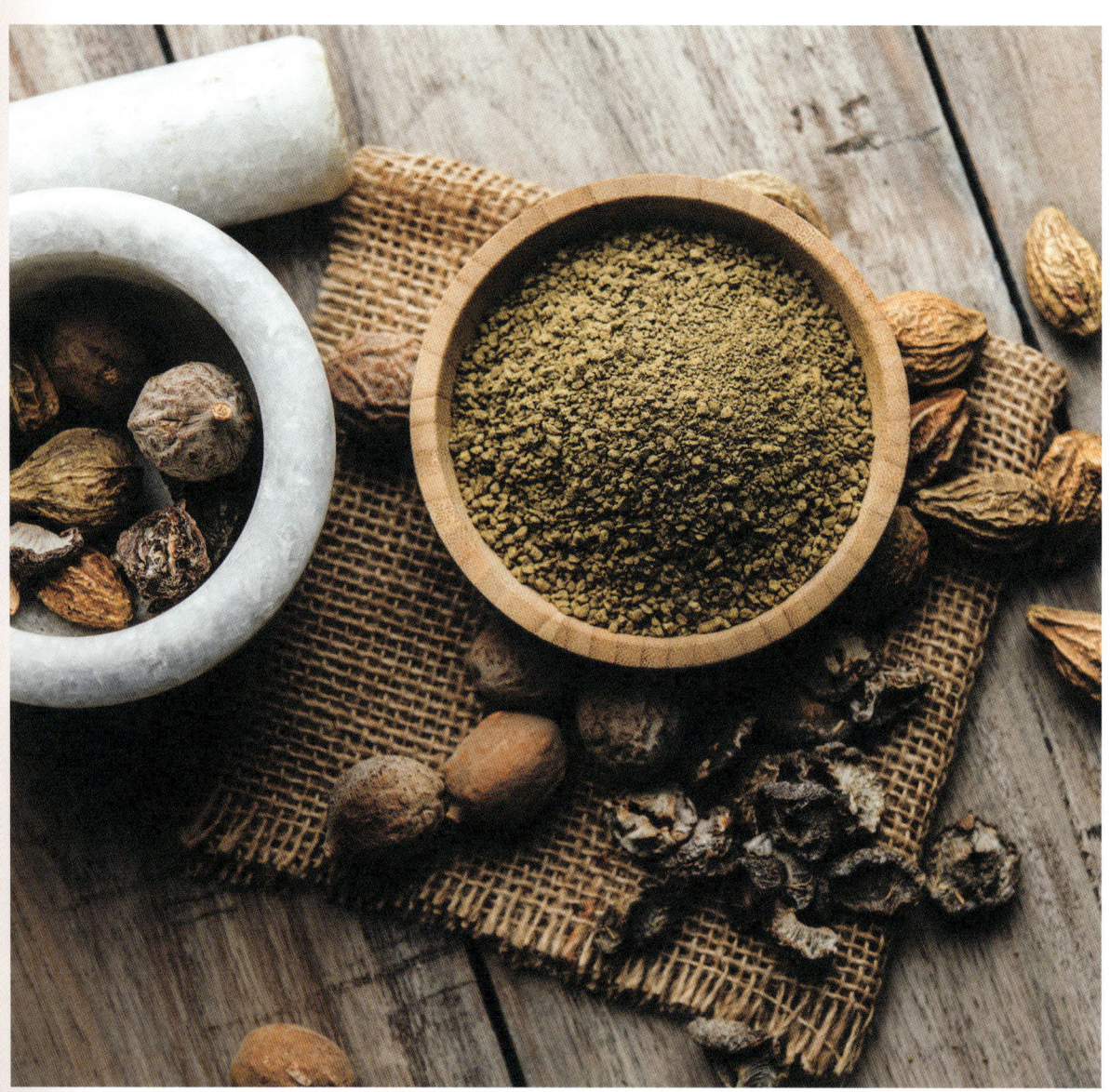

Yogaübungen	*Anwendung / besondere Hinweise*
Atemübungen	Alle Pranayama-Übungen, die das Ausatmen verlängern, sind hilfreich bei Asthma. Man kann bei bewusstem Atmen starten, bei dem vor allem auf die verlängerte Ausatmung geachtet wird. Auch bewusstes Atmen in einer Kopfstandposition oder halben Kopfstandposition ist hilfreich, weil hier automatisch die Einatmung etwas erschwert wird. Atemübungen sollten mehrmals täglich durchgeführt werden.
Bhujangasana *(Kobra)*	Bekannte Übung aus dem Sonnengrußzyklus. Aus der Bauchlage heraus wird der Oberkörper mit aufgestützten, aber nicht durchgestreckten Armen angehoben. Der Kopf kann auch in den Nacken zurückgelegt werden. Ca. 1 Minute halten. Täglich durchführen.
Kapalabhati *(Schädel-leuchten)*	Eine spezielle Atemtechnik, die hilft, übermäßiges Kapha (Schleim) loszuwerden. Tief einatmen, beim Ausatmen die Bauchdecke nach hinten einziehen. Anschließend die Bauchdecke in die normale Position kommen lassen, wodurch ein Einatmen geschieht. Nun schnell ein- und ausatmen, bis zu 500 Mal, wobei sich nur die Bauchdecke, nicht der Brustkorb bewegt. Danach setzt oft eine längere Atempause ein, die nicht unterbrochen werden sollte.

Yogaübungen	Anwendung / besondere Hinweise
Paschimotta-nasana *(Zange)*	Im Sitzen werden die parallel ausgestreckten Beine umfasst und der Oberkörper ihnen angenähert. Der Rücken sollte dabei gestreckt bleiben. Im fortgeschrittenen Stadium können die Knie mit der Stirn berührt werden. Ca. 30 Sekunden bis 1 Minute halten. Täglich durchführen.
Mudras	Mudras sind spezielle Fingerhaltungen aus der indischen Medizin. Ein bekanntes Mudra zur Erleichterung der Atmung ist es, die Unterseite des Daumens auf den Nagel des Ringfingers der gleichen Hand zu drücken. Ein weiteres Mudra ist, die Nägel der beiden Mittelfinger fest gegeneinanderzupressen. Dies sollte für einen Zeitraum von mindestens 4 Minuten gemacht werden.
Sonstiges	Anwendung / besondere Hinweise
Jaldhauti *(künstliches Erbrechen)*	Gleich nach dem Aufstehen trinkt man einen ½ Liter leicht gesalzenes Wasser oder auch Süßholztee. Danach versucht man, die Flüssigkeit wieder zu erbrechen, evtl. muss man mit dem Finger etwas nachhelfen. Zwei- bis dreimaliges Erbrechen genügt. Bei asthmatischen Beschwerden täglich oder mehrmals wöchentlich anwenden, um überschüssigen Schleim loszuwerden. Diese Übung eignet sich nur für Fortgeschrittene oder unter ärztlicher Aufsicht.

Sonstiges	Anwendung / besondere Hinweise
Wickel mit Sesamöl	Mit gereiftem Sesamöl wird eine tägliche Brusteinreibung durchgeführt. Diese wirkt lindernd und löst den Schleim. Zur Reifung wird hochwertiges Sesamöl ein Mal auf 100 °C erhitzt. Deutlich zu hören ist, wie die Wasserblase des Öls platzt. Danach sofort von der heißen Platte herunternehmen.
Kurioses *Lebende Fische verschlucken zur Behandlung von Asthma*	Jedes Jahr reisen in Indien Zehntausende von AsthmatikerInnen nach Hyderabad, um dort lebende Fische mit einer Kräuterpaste zu verschlucken. Im Anschluss daran muss eine 45-tägige Diät eingehalten werden. Die Behandlung wird kostenfrei von einer angesehenen Familie angeboten. Über den Erfolg liegen keine Daten vor.

* Ayurvedische Kur gegen Asthma

Täglich Atemübungen und Yoga praktizieren, regelmäßiges künstliches Erbrechen. Falls es sich um allergisches Asthma handelt, kann eine Kurkumakur durchgeführt werden. Dabei wird 1 TL Kurkuma mit 1 TL Ghee und einem ¼ l Milch aufgekocht und noch heiß getrunken. Trockene Nahrung wie Brot oder Kekse meiden, ebenso alle kalten Nahrungsmittel. Stattdessen flüssigkeitsreiche Speisen zu sich nehmen sowie Tees aus Kräutern mit adstringierender Wirkung wie Thymian.

Eine solche Kur muss über längere Zeit hinweg durchgeführt werden. Eine Heilung stellt sich erst nach einiger Zeit ein.

› *Weitere traditionelle Mittel*

Mittel	Anwendung / besondere Hinweise
Baobab/ Affenbrotbaum *(Adansonia digitata)*	Eingenommen wird das aus den Früchten gewonnene Pulver, das auch in Europa erhältlich ist, entweder als Pulver, Kapseln, Tabletten oder in Form von Presslingen. Die Tagesdosis beträgt 2 gestrichene EL oder 10 g. *Aus Afrika.*
Damiana *(Turnera diffusa)*	Aus den Blättern der Pflanze wird ein Tee bereitet. Davon einige Tassen am Tag trinken. Bei den Maya wird die Pflanze auch als Asthmabesen bezeichnet. *Aus Mittelamerika.*
Lapacho *(Tabebuia impetiginosa)*	Getrocknete Rinde mit Wasser kalt aufsetzen, 5 Min. auf kleiner Flamme simmern, danach noch 15 Min. ziehen lassen. Über den Tag verteilt ca. 4 Tassen trinken. *Aus Südamerika.*
Mandelpilz *(Agaricus Blazei Murrill ABM)*	Dieser Heilpilz stärkt das gesamte Immunsystem. Kann in Pulver- oder Kapselform gekauft und eingenommen werden. 3 Mal täglich 2 Kapseln (akutes Stadium über einen begrenzten Zeitraum), 3 Mal täglich 1 Kapsel (chronische Erkrankungen über längere Zeit). *Aus Südamerika.*

Mittel	Anwendung / besondere Hinweise
Ameisenbaum *(Cecropia peltata)*	Verwendet werden die getrockneten Blätter. Als Tee aufgebrüht werden sie gegen Asthma eingesetzt. *Aus Südamerika.*
Schwarz-kümmelöl *(Nigella sativa)*	Schwarzkümmelöl gibt es als reines Öl oder in Kapselform in Apotheken oder über das Internet zu kaufen. Dabei sollte auf gute Qualität geachtet werden. Täglich werden 3 TL Öl oder 3 Mal je 2 Kapseln eingenommen. Vor der Allergiesaison bereits mit der Einnahme beginnen und über 3–6 Monate einnehmen. *Aus Afrika.*
Lotos *(Nelumbo)*	Verwendet wird der Frischsaft oder auch das Pulver der Wurzel als Tee aufgegossen. Lotus ist stark schleimlösend und kommt daher bei Erkrankungen der Atemwege zum Einsatz. *Aus Asien.*
Sternanis *(Illicium verum)*	Bei Asthma kann die Einnahme von Sternanis die Lungenfunktion verbessern. Sternanis kann in Kapselform oder aufgebrüht als Tee innerlich eingenommen werden. Der Tee eignet sich auch zur Inhalation. Sternanis enthält sehr viel ätherisches Öl. Daher nicht auf nüchternen Magen anwenden. Vorsicht außerdem in der Schwangerschaft. *Aus Asien.*

Behandlung – Neuere Methoden

› Homöopathie

Einzelmittel	Beschwerden / Einsatzgebiete
Allium cepa *(Zwiebel)* **D2 bis D6**	Bei allergischem Asthma mit starker Verschleimung.
Ambra grisea *(Sekret des Pottwals)* **D3**	Bei Asthma, das mit starker Unruhe und Angst einhergeht. Zur Beruhigung während asthmatischer Anfälle.
Arsenicum album *(Arsen)* **D5, D6 oder D30**	Bei nächtlichen Anfällen mit Angst, Unruhe, trockenem Husten, Schweiß und Schwäche. Morgens nüchtern 10 Tropfen oder Globuli einnehmen.
Belladonna *(Tollkirsche)* **D30**	Erleichtert das Atmen bei asthmatischen Beschwerden.
Cannabis indica *(Indischer Hanf)* **D6 bis D12**	Wird aufgrund der entspannenden und krampflösenden Wirkung zur Behandlung von Asthma eingesetzt.
Coccus cacti *(Schildlaus)* **D6 bis D12**	Bei krampfartigen Hustenanfällen.
Cuprum metallicum *(Kupfer)* **D3, D6 bis D12**	Wichtiges Antikrampfmittel in der Homöopathie. Bei krampfartigen asthmatischen Beschwerden, die evtl. auch mit Erbrechen einhergehen. Vor allem abends einnehmen.

Einzelmittel	Beschwerden / Einsatzgebiete
Hedera helix *(Efeu)* **D3 bis D6, evtl. D12**	Vor allem bei Asthma von Kindern einsetzen. Bei Asthma, das zwischen 3 und 5 Uhr nachts auftritt.
Ipecacuanha *(Brechwurz)* **D6 bis D12**	Asthma bei kaltem und nassem Wetter. Asthma, das von Angst zu ersticken und Übelkeit begleitet wird. Höchstens 6 Mal pro Tag einnehmen.
Lachesis *(Buschmeisterschlange)* **D12**	Asthmatische Symptome beginnen im Schlaf. Beschwerden eher auf der linken Seite spürbar.
Lobelia inflata *(Indischer Tabak)* **D4**	Bei Asthma erfolgt Atemnot mit Hyperventilation. Es kommt auch zu Erbrechen aufgrund der Anstrengung. Die Haut ist oft blau verfärbt.
Magnesium phosphoricum *(Magnesium)* **D6**	Bei nervösem Asthma.
Natrium sulfuricum *(Natriumsulfat)* **D12**	Asthmaanfälle mit grünlichem Schleim. Nach den Anfällen tritt große Erschöpfung auf.
Sambucus nigra *(Schwarzer Holunder)* **D1 bis D4**	Asthma begleitet von Heiserkeit, die Stimme ist eingeschränkt. Absonderung von zähem Schleim. Auch gutes Mittel zur Behandlung von Asthma bei Kindern.

In der homöopathischen Therapie gibt es im Handel einige Kombinationsmittel zur Behandlung von Asthma.

› Aromatherapie

Einzelmittel	Beschwerden / Einsatzgebiete
Basilikum (*Ocimum basilicum*)	Einige Tropfen Basilikumöl mit Olivenöl vermischen, die Brust damit einreiben. Nicht in der Schwangerschaft anwenden.
Lavendel (*Lavandula*)	Ätherisches Öl für Inhalationen verwenden.
Melisse (*Melissa*)	Ätherisches Öl für Inhalationen verwenden oder auch direkt auf den Körper auftragen (max. 1 Tropfen). Melissenöl kann in kleinen Mengen auch innerlich eingenommen werden. Dazu 1 Tropfen Melissenöl in Wasser oder auf einem Stück Zucker einnehmen.
Tanne (*Abies alba*)	Zur Behandlung von Atemwegserkrankungen wird Öl aus Zapfen oder Harz genommen. Zapfen oder Harz in Öl einlegen, bis dieses stark duftet. Dann für Inhalationen oder Bäder verwenden. Das Öl kann in heißem Wasser auch innerlich eingenommen werden.
Ysop (*Hyssopus officinalis*)	Ätherisches Öl für Inhalation oder Dampfbad verwenden.

› Schüßler Salze

Bei Asthma werden folgende Schüßler Salze eingesetzt: *Nr. 4. Kalium Chloratum, Nr. 5. Kalium Phosphoricum, Nr. 6. Kalium Sulfuricum, Nr. 7. Magnesium Phosphoricum, Nr. 8. Natrium Chloratum, Nr. 13. Kalium arsenicosum, Nr. 14. Kalium bromatum, Nr. 19. Cuprum arsenicosum, Nr. 21. Zincum chloratum, Nr. 24. Arsenum jodatum.*

Die Salze können einzeln oder auch in Mischungen (bis zu 5 Salze) eingenommen werden. Die Salze werden 3–6 Mal täglich eingenommen, maximal 1–2 Tabletten jeweils pro Salz.

› Leisenkur

Elemente	Nahrungs-schwerpunkt	Bad	Tee
Zn *(Zink)*, **Mg** *(Magnesium)*, **S** *(Schwefel)*, **Cu** *(Kupfer)*, **Au** *(Gold)*, **Sb** *(Antimon)*, **Sn** *(Zinn)*	Breite Palette und reichlich an Gewürzkräutern, Gemüse, Salate und Obst einnehmen. Brühe aus gekochtem Gemüse, ca. 2 Liter pro Tag. Dabei das ausgekochte Gemüse weggeben.	Täglich ein Bad mit der nebenstehenden Teemischung.	Täglich etwa 2 Liter Tee aus: Johanniskraut, Schafgarbe, Ringelblume, Kamille, Schöllkraut, Holunderblüte, Bohnenhülsen, Lindenblüte, Zinnkraut, Löwenzahn

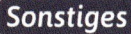

› *Sonstiges*

Anwendung	Anwendung / besondere Hinweise
Atem-techniken	Stimmhafte Atmung auf Vokal: erleichtert das Abhusten. Stimmlose Atmung auf *f* oder *sch* ermöglicht eine lange Ausatmung. Beide Atemtechniken beugen Asthmaanfällen vor.
Bienenluft	Das Einatmen von Bienenluft soll gesundheitsfördernde Wirkung auf Atemwegserkrankungen haben. Dabei wird die Bienenluft mittels speziellen Geräten direkt aus dem Bienenstock eingeatmet. Diverse Imkerbetriebe bieten solche Behandlungen mittlerweile an. **Vorsicht:** Das Einatmen von Bienenluft kann auch allergische Reaktionen und Asthmaanfälle auslösen!

Anwendung	Anwendung / besondere Hinweise
Buteiko-Atemmethode	Atemmethode nach dem Mediziner Konstantin Pawlowitsch Buteiko. Nach ihm leiden viele Menschen an chronischer Hyperventilation, welche zu einer Reihe an schweren Erkrankungen führen kann, darunter auch Asthma. Bei Hyperventilation wird zu viel CO_2 abgeatmet, wodurch der Körper zu wenig mit Sauerstoff versorgt wird. Die Buteiko-Atemmethode versucht, durch verschiedene Atemübungen, CO_2 im Körper zu halten. Die Atmung wird dabei bewusst verlangsamt und mit geringem Luftvolumen gehalten. Es soll ein Zustand der Atemnot eintreten. **Beispiel für eine Atemübung:** Einatmen–ausatmen. Ohne Luft zu holen einige Schritte gehen, so lange, bis Luftnot eintritt, dann langsam wieder mit geringem Atemvolumen atmen, ohne nach Luft zu schnappen, die gefühlte Luftnot soll noch eine Zeit lang weiter anhalten. Dann wieder ohne Luft zu holen einige Schritte gehen usw. Mit der Zeit sollte sich die Kontrollpause, das ist die Zeit in Sekunden, die die Person ohne Luftnot auskommt, vergrößern.

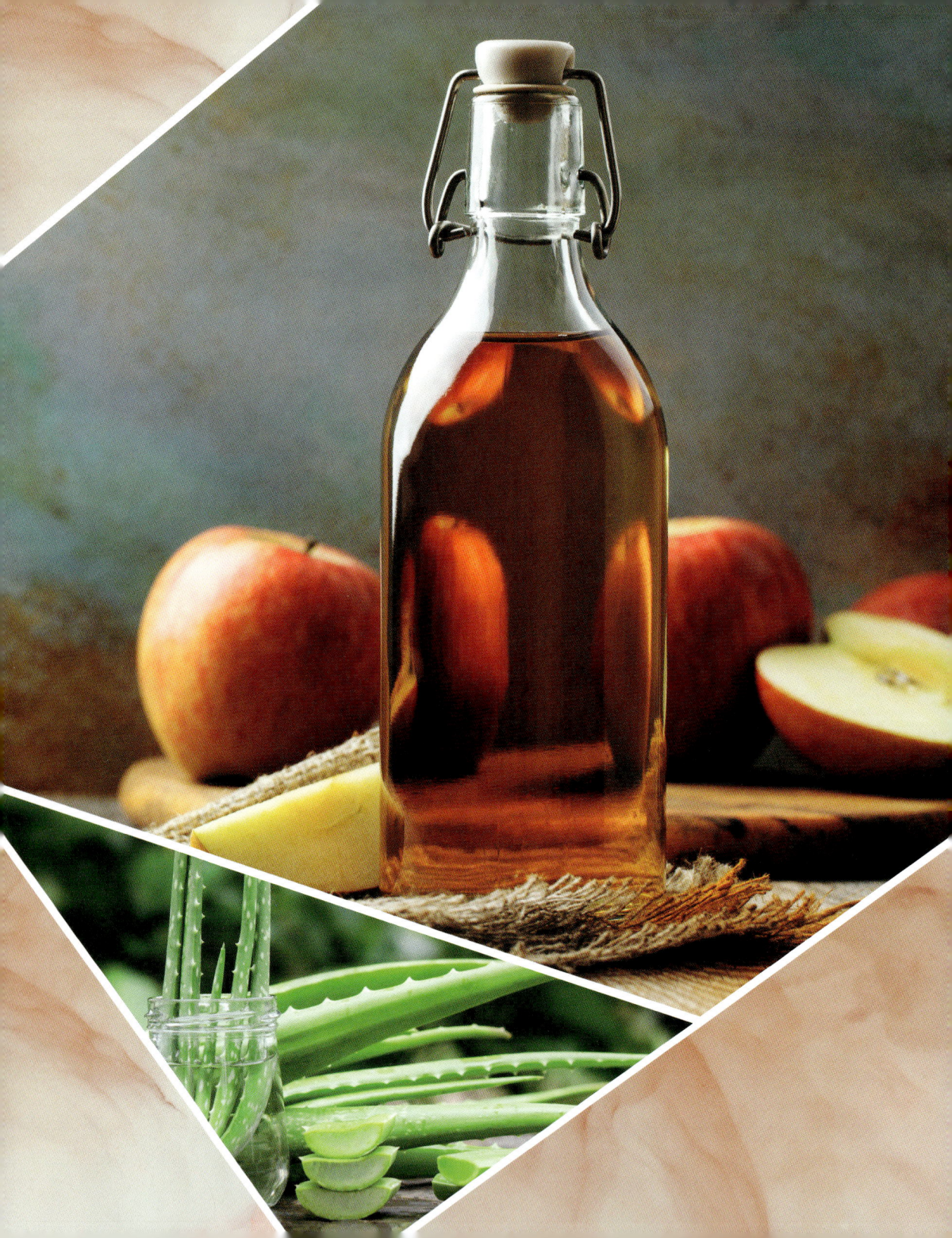

Allergische Erkrankungen der Haut

Behandlung – Traditionelle Verfahren
› *TEM*

Pflanze	Anwendung / besondere Hinweise
Aloe, Echte *(Aloe Vera)*	Verwendet wird das Mark der Pflanzenblätter, es wirkt kühlend. Dazu ein Blatt abschneiden und einige Zeit senkrecht aufstellen, z. B. in ein Glas hinein, um den bitteren Saft ausfließen zu lassen. Dann das Blatt längs aufschneiden und das Mark herausschaben. Dieses kann pur auf juckende oder auch entzündete Hautstellen aufgetragen werden.
Apfelessig	Juckende Hautstellen mit purem Apfelessig oder in Verdünnung mit Wasser einreiben. Aus Apfelessig und Maismehl eine Paste anrühren und auf die juckenden Stellen geben, bis die Masse trocken ist. In ein abendliches Vollbad können 2–3 Tassen Apfelessig gegeben werden. Dazu trinkt man 3 Mal täglich lauwarmes Wasser mit 2 TL Apfelessig und Honig, bis die Symptome abklingen. **Vorsicht bei bestehender Fructose- und /oder Histaminempfindlichkeit.**

Pflanze	Anwendung / besondere Hinweise
Birkenkork	Birkenkork, das ist die weiße Schicht der Birkenrinde, hat positive Auswirkungen auf die Wundheilung. Verantwortlich dafür ist der enthaltene Wirkstoff Betulin. Von einer Birke ein wenig weiße Rinde abschälen, zerkleinern und in Öl bei kleiner Hitze ziehen lassen. Abseihen. Anschließend das Öl mit Bienenwachs im Verhältnis 10:1 erwärmen, in Gläschen füllen und abkühlen lassen. Haltbarkeit: ca. 1 Jahr
Bittersüßer Nachtschatten *(Solanum dulcamara)*	Kraut überbrühen und als Tee einnehmen (unbedingt Rücksprache mit dem Facharzt halten, da höhere Dosen giftig sind).
Braunwurz *(Scrophularia ningpoensis)*	Zur Herstellung einer juckreizstillenden Salbe werden klein geschnittene Pflanzenteile in Öl (Mandelöl, Olivenöl) langsam erhitzt. Einige Stunden leicht warm ausziehen lassen. Abseihen und mit Bienenwachs im Verhältnis 10:1 mischen. Erneut erwärmen, bis sich das Bienenwachs aufgelöst hat, dann in kleine Döschen füllen. Nach dem Erkalten kann diese Salbe auf juckende, entzündete Hautstellen aufgetragen werden.
Eichenrinde *(Quercus)*	Aus Eichenrinde kann ein juckreizstillender Absud für ein Voll- oder Teilbad oder auch für Auflagen zubereitet werden.

Pflanze	Anwendung / besondere Hinweise
Haferstroh	2 Handvoll Haferstroh in 2 Liter Wasser auskochen und dem Badewasser zusetzen. Evtl. Vorsicht bei gleichzeitig bestehendem Heuschnupfen.
Hanföl	Hanföl eignet sich zur Pflege juckender Hautstellen. Es kann zusätzlich auch innerlich eingenommen werden. Bei innerer Einnahme sollte auf gute Qualität geachtet werden.
Nachtkerzenöl	Nachtkerzenöl kann zur Pflege juckender, entzündeter Hautstellen benutzt werden. Zusätzlich kann Nachtkerzenöl pur oder in Kapselform innerlich angewendet werden. Hierbei auf gute Qualität achten. Eingenommen werden 1–2 Kapseln täglich.
Mandelöl	Mandelöl kann entweder pur auf die Haut aufgetragen oder dem Badewasser zugesetzt werden. Eine Mischung aus einem ¼ l Milch, einem Eigelb, 1–2 EL Honig und 2 EL Mandelöl dem Badewasser zugegeben, zeigt oft eine gute Wirkung bei juckenden Hautstellen. Allerdings ist diese Mischung stark appetitanregend.
Maulbeere *(Morus)*	**Nach Hildegard von Bingen:** Die Blätter des Baumes kochen und mit dem Absud die juckenden Hautstellen waschen.

Pflanze	Anwendung / besondere Hinweise
Ringelblume *(Calendula officinalis)*	Aus Ringelblumenblüten kann ein Bad oder auch ein Absud für Waschungen oder Auflagen bereitet werden. Ringelblumensalbe ist ebenfalls zur Pflege juckender, wunder Hautstellen geeignet. Hierfür Pflanzenteile in Öl erwärmen und einige Stunden ausziehen lassen. Abseihen. Dann das Öl im Verhältnis 10:1 mit Bienenwachs vermischen. Erneut erwärmen, bis das Wachs geschmolzen ist. In kleine Tiegel füllen. Die Haltbarkeit beträgt ca. 1 Jahr.
Schwarzer Tee *(Camellia sinensis)*	Auflagen oder Umschläge mit schwarzem Tee wirken juckreizstillend. Einen starken schwarzen Tee kochen und etwas abkühlen lassen. Anschließend ein dünnes Tuch eintauchen, auswringen und die betroffenen Hautstellen damit bedecken. Einwirken lassen, mehrmals wiederholen. Danach gut eincremen.
Stiefmütterchen *(Viola tricolor)*	Aus dem Kraut der Pflanze wird ein Absud für Umschläge zur Linderung juckender Hautstellen bereitet.
Urin	Juckende Hautstellen können mit eigenem Urin eingerieben werden. Keine Angst vor unangenehmem Geruch, dieser verfliegt rasch.
Vogelmiere *(Stellaria media)*	Aus Vogelmiere kann eine lindernde Salbe zubereitet werden. Hierfür Pflanzenteile in Öl erwärmen und einige Stunden ausziehen lassen. Abseihen. Dann das Öl im Verhältnis 10:1 mit Bienenwachs vermischen. Erneut erwärmen, bis das Wachs geschmolzen ist. In kleine Tiegel füllen. Die Haltbarkeit beträgt ca. 1 Jahr.

Pflanze	Anwendung / besondere Hinweise
Zistrose *(Cistus creticus)*	Das Kraut der Pflanze auskochen und sowohl innerlich als Tee einnehmen als auch als Absud für Umschläge benutzen. Zistrose kann hartnäckige gelbe Flecken auf Haut und Kleidung hinterlassen.

Edelsteine	Anwendung / besondere Hinweise
Aquamarin	Einen größeren Trommelstein über Nacht in Wasser legen, am Morgen das Wasser trinken. Betroffene Hautstellen können mit dem Wasser auch benetzt werden. Zum Reinigen täglich kurz unter fließendes Wasser halten, 1 Mal wöchentlich zum Aufladen in die Sonne legen.

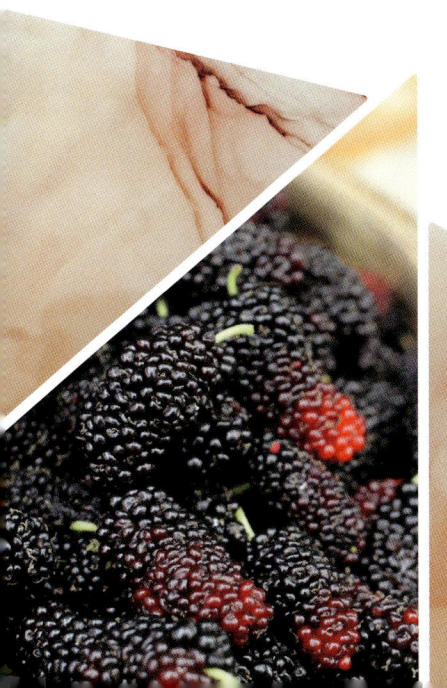

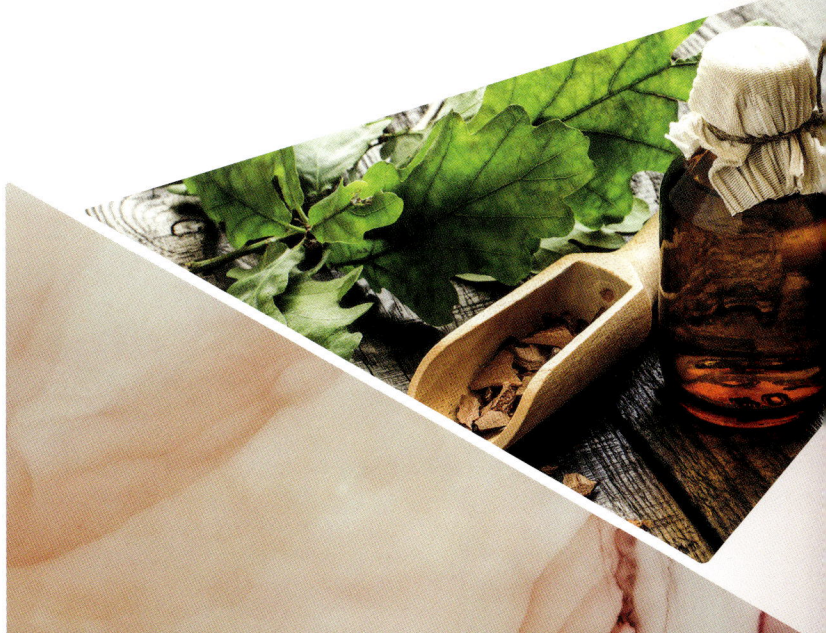

› *TCM*

Pflanze / Pilze	Anwendung / besondere Hinweise
Chinesischer Raupenpilz *(Cordyceps sinensis)*	Stärkt die Lebensenergie Chi. Als Pulver aus dem gesamten Pilz (in Kapselform) einnehmen. Es gibt auch Mischpräparate, in denen mehrere Pilzpulver enthalten sind. Mindestens 2 x 2 Kapseln pro Tag einnehmen.
Ginkgo *(Ginkgo biloba)*	Tee aus frischen oder getrockneten Blättern herstellen. Mehrere Tassen am Tag. Evtl. mit Honig süßen. Ginkgo-Extrakte und andere Präparate sind auch im Handel erhältlich.
Ling Zhi/ Reishi *(Ganoderma lucidum)*	Dieser Heilpilz vermindert die Histaminausschüttung im Körper. Wichtigster Heilpilz bei der Behandlung von Allergien und Asthma. Als Pulver aus dem gesamten Pilz (in Kapselform) einnehmen. Es gibt auch Mischpräparate, in denen mehrere Pilzpulver enthalten sind. Mindestens 2 x 2 Kapseln pro Tag einnehmen.
Traganth *(Astragalus membranaceus)*	Traganth ist ein bekanntes Mittel der TCM zur Behandlung von Allergien. Im Handel sind auch Mittel, die Traganthwurzelextrakt enthalten.

Akupressur-punkte	Anwendung / besondere Hinweise
Hand/Arm	In die Vertiefung zwischen Daumen und Zeigefinger drücken. Im akuten Zustand bei Bedarf. Bei chronischen Erkrankungen 3 Mal täglich. Empfindliche Punkte leicht ca. 30 Sekunden pressen. Weniger empfindliche Punkte 10–15 Sekunden fester drücken. Mittels Akupressur können nur die Symptome von Allergieerkrankungen der Haut gemildert werden, nicht aber deren Ursachen.
Ohr	Der gesamte Rand der inneren Vertiefung wird beginnend von rechts oben nach unten gedrückt. Zusätzlich wird der empfindliche Punkt vor dem Ohrläppchenansatz gedrückt. Im akuten Zustand bei Bedarf. Bei chronischen Erkrankungen 3 Mal täglich. Empfindliche Punkte leicht ca. 30 Sekunden pressen. Weniger empfindliche Punkte 10–15 Sekunden fester drücken. Mittels Akupressur können nur die Symptome von Allergieerkrankungen der Haut gemildert werden, nicht aber deren Ursachen.

› Ayurveda

Mittel	Anwendung / besondere Hinweise
Ajuwan (*Trachyspermum ammi*)	Gemahlene Ajuwansamen mit 1 TL Rohrzucker und etwas Wasser zu einem Brei verrühren. Jeweils morgens und abends ca. 15 Min. vor dem Essen einnehmen. Wirkt juckreizstillend.
Kartoffel (*Solanum tuberosum*)	Rohe Kartoffeln zu einem Brei zerstoßen und auf die juckenden Hautstellen streichen.
Koriander (*Coriandrum sativum*)	Koriander hat eine antibiotische Wirkung. 3 Mal täglich nimmt man 1 TL frischen Koriandersaft ein. Frischer Koriandersaft kann auch äußerlich bei allergischem Juckreiz der Haut angewendet werden.
Triphala (*Drei Früchte*)	Bei Triphala handelt es sich um eine Kombination aus Amalaki, Bibhitaki und Haritaki. Triphala gibt es in verschiedenen Varianten von Pulver bis Marmelade zu kaufen. 1–2 EL täglich einnehmen. Alternativ Triphalatabletten (jeweils 2–3) mit 2 TL Süßholzwurzelpulver in 1 Liter Wasser ansetzen, auf ein Viertel herunterkochen. Täglich vor dem Schlafengehen trinken. Nur über einen begrenzten Zeitraum anwenden, wirkt abführend.

› Weitere traditionelle Mittel

Mittel	Anwendung / besondere Hinweise
Baobab/ Affenbrot- baum *(Adansonia digitata)*	Juckende Hautstellen können mit Baobab-Öl ein- gerieben werden. *Aus Afrika.*
Lapacho *(Tabebuia impetiginosa)*	Getrocknete Rinde mit Wasser kalt aufsetzen, 5 Min. auf kleiner Flamme simmern, danach noch 15 Min. ziehen lassen. Über den Tag verteilt ca. 4 Tassen trinken. *Aus Südamerika.*
Mandelpilz *(Agaricus Blazei Murrill ABM)*	Dieser Heilpilz stärkt das gesamte Immunsystem. Kann in Pulver- oder Kapselform gekauft und eingenommen werden. 3 Mal täglich 2 Kapseln (akutes Stadium über einen begrenzten Zeitraum), 3 Mal täglich 1 Kapsel (chronische Erkrankungen über längere Zeit). *Aus Südamerika.*
Schwarz- kümmelöl *(Nigella sativa)*	Schwarzkümmelöl gibt es als reines Öl oder in Kapselform in Apotheken oder über das Internet zu kaufen. Auf gute Qualität achten. Täglich werden 3 TL Öl oder 3 Mal je 2 Kapseln eingenommen. Vor der Allergiesaison bereits mit der Einnahme beginnen und über 3–6 Monate einnehmen. *Aus Afrika.*

Mittel	Anwendung / besondere Hinweise
Süßkraut *(Stevia rebaudiana)*	Bei Neurodermitis hat sich die Verwendung von Stevia bewährt. Stevia statt weißem Zucker reduziert den Juckreiz. Als Tee kann das Kraut innerlich eingenommen werden. Zudem kann Stevia mit Hautcreme vermischt als Pflegemittel entzündeter Hautstellen verwendet werden. *Aus Südamerika.*
Teufelskralle *(Harpago-phytum)*	Teufelskralle kann innerlich als Tee und/oder äußerlich als Tinktur oder Absud zur Behandlung von juckenden Hautstellen verwendet werden. *Aus Afrika.*

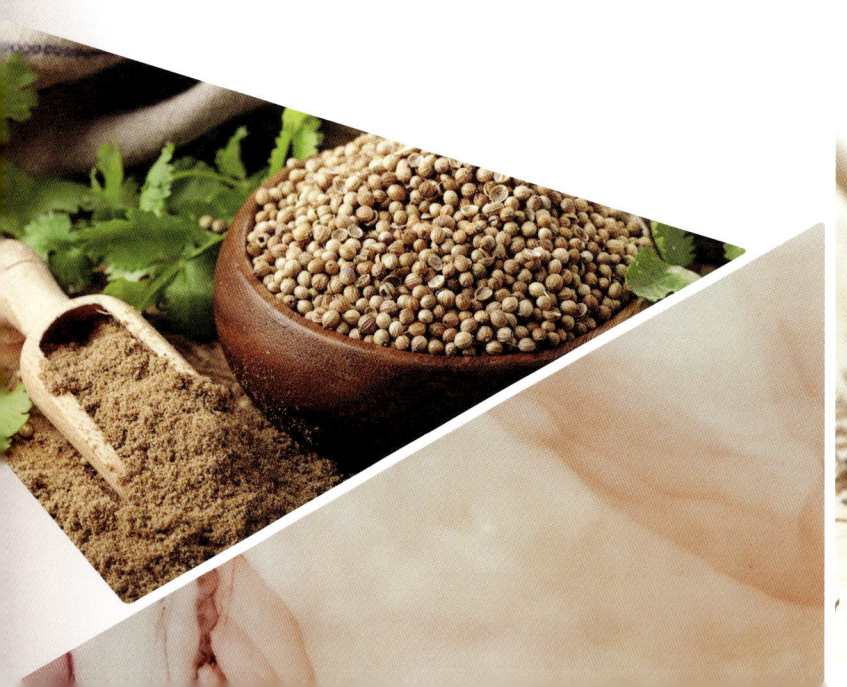

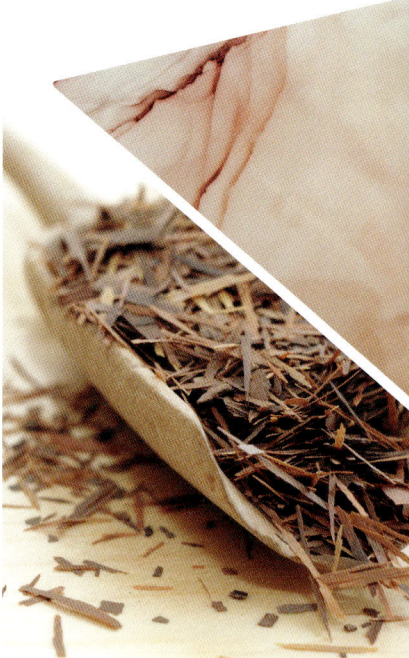

Behandlung – Neuere Methoden

› *Homöopathie*

Mittel	Beschwerden / Einsatzgebiete
Arsenicum album *(Arsen)* **D12**	Bei blätterndem, eher trockenem Ekzem mit brennendem Gefühl.
Natrium muriaticum *(Kochsalz)* **D12**	Trockener, rissiger Ausschlag, vor allem in Arm- und Kniebeugen sowie hinter den Ohren.
Psorinum *(Krätzenosode)* **D12**	Stark juckende Ekzeme, die auch Bläschen bilden können. Haut sieht schmutzig aus.
Sulfur *(Schwefel)* **D12**	Bei trockenen Ekzemen, die brennen und jucken. Die Haut sieht insgesamt sehr rau aus.
Thuja *(Lebensbaum)* **D12**	Bei Ekzemen an Augen und Hals, die jucken und brennen.

› *Aromatherapie*

Mittel	Anwendung / besondere Hinweise
Kamille (*Matricaria chamomilla*)	Einige Tropfen Kamillenöl mit Olivenöl vermischen, die juckenden Stellen damit einreiben.
Lavendel (*Lavandula angustifolia*)	Einige Tropfen Lavendelöl mit Olivenöl vermischen, die juckenden Stellen damit einreiben.

› *Schüßler Salze*

Bei Neurodermitis werden folgende Schüßler Salze innerlich eingesetzt: *Nr. 4 Kalium Chloratum, Nr. 9 Natrium Phosphoricum, Nr. 10 Natrium Sulfuricum, Nr. 13 Kalium arsenicosum, Nr. 16 Lithium chloratum, Nr. 20 Kalium aluminium sulfuricum.*

Die Salze können einzeln oder auch in Mischungen (bis zu 5 Salze) eingenommen werden. Die Salze werden 3–6 Mal täglich eingenommen, maximal jeweils 1–2 Tabletten.

Äußerlich als Salbe: *Nr. 4 Kalium Chloratum, Nr. 6 Kalium Sulfuricum, Nr. 9 Natrium Phosphoricum, Nr. 10 Natrium Sulfuricum, Nr. 13 Kalium arsenicosum, Nr. 16 Lithium chloratum, Nr. 20 Kalium aluminium sulfuricum.* Die Salbe mehrmals täglich dünn auftragen.

Zur Herstellung einer Salbe pulverisierte Tabletten mit einer Salbengrundlage vermischen.

› Kangal-/Doktorfisch-Therapie

Sich lösende Hautstellen werden durch kleine Fische abgeknabbert. Beheimatet sind die kleinen Fische im türkischen Kangal, daher der Name.

Die Therapieform wird seit Langem mit Erfolg bei allen juckenden, schuppenden Hautkrankheiten angewendet. Vor allem in Urlaubsregionen in Meernähe wird diese Form der Therapie angeboten.

Immer mehr Menschen halten sich aber auch selbst Kangal-Fische zur Eigentherapie.

Da jede Haut anders reagiert, sind Probesitzungen sinnvoll.

› Totes-Meer-Salz

Salz aus dem Toten Meer kann dem Badewasser zugegeben werden. Es wirkt juckreizstillend.

› Überwärmungsbad

Durch ein Überwärmungsbad wird der Körper in eine Art künstliches Fieber versetzt. Dieses kann bei chronischen Krankheiten erleichternd wirken.

Aus Heublumen und Haferstroh wird ein Badezusatz vorbereitet und ins ca. 36 °C warme Badewasser gegeben. Man kann auch noch etwas Schafgarbe oder Totes-Meer-Salz dazugeben. Langsam wird heißes Wasser zugeführt, bis das Badewasser etwa 42 °C erreicht. Der Badende bleibt ruhig liegen, eine weitere Person bürstet ihm unter Wasser regelmäßig den Körper, um die Blutzirkulation anzuregen. Das gesamte Bad erstreckt sich über ca. 20 Min.

Danach wird der Patient feuchtheiß ins Bett gelegt und gut eingepackt. Zusätzlich kann man noch Wärmeflaschen verwenden, um die Temperatur zu steigern. Etwa eine Stunde schwitzt der Patient, dann wird er ausgepackt, mit Essig abgerieben und kommt in ein anderes Bett.

› *Wirksame Mittel bei allergischen Hautreaktionen nach Insektenstichen*

Mittel	Anwendung / besondere Hinweise
Apfelessig	Verdünnt oder unverdünnt auf die Einstichstelle auftragen und einwirken lassen.
Bohnenkraut (*Satureja*)	Zerkleinerte Blätter auf den Einstich auftragen.
Heilerde	Heilerde mit Wasser zu einem zähen Brei anrühren und auf den Einstich auftragen.
Honig	Honig kann dünn auf die Einstichstelle aufgetragen werden.
Knoblauch (*Allium sativum*)	Die Einstichstelle mit aufgeschnittener Knoblauchzehe einreiben.
Tomate (*Solanum lycopersicum*)	Einreiben des Stichs mit frischen Tomatenblättern.
Urin	Einreiben der Einstichstelle mit Eigenurin. Keine Angst vor unangenehmem Geruch, dieser verfliegt rasch.

Mittel	Anwendung / besondere Hinweise
Wegerich-blätter, Spitz-oder Breit- *(Plantago)*	Wegerichblätter kauen und den Saft hinunter-schlucken oder das zerkaute Kraut auf die Ein-stichstelle auflegen.
Zwiebel *(Allium cepa)*	Eine halbierte Zwiebel auf die Einstichstelle auflegen.

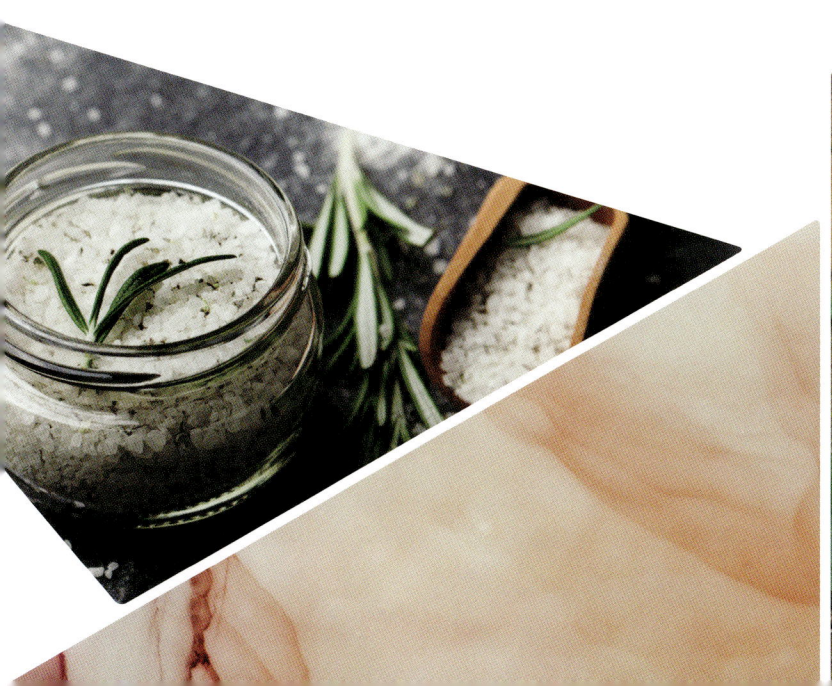

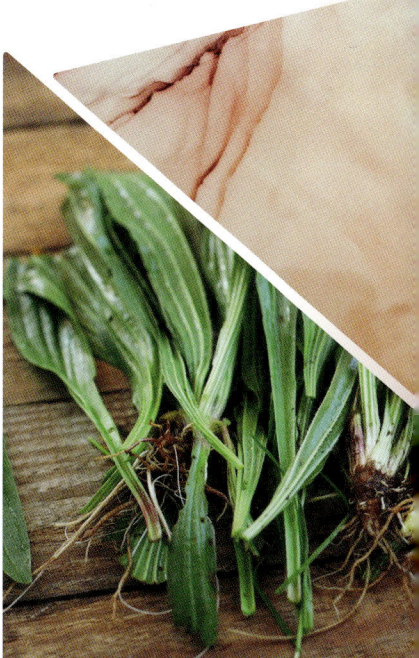

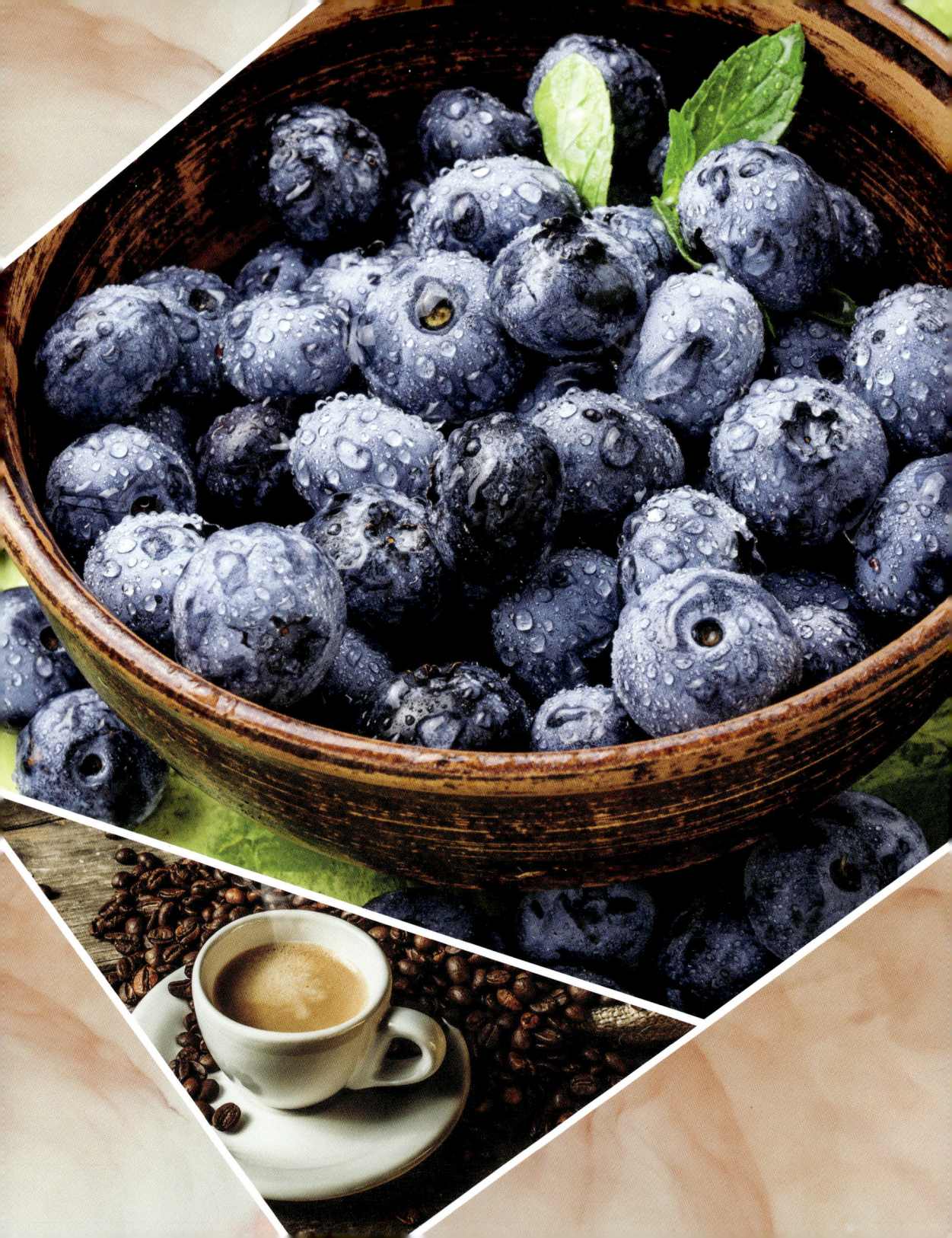

Histaminintoleranz – Hilfe durch Pflanzen

Was ist Histaminintoleranz?

Die Histaminintoleranz ist eine Lebensmittelunverträglichkeit, die immer mehr Menschen betrifft. Man geht davon aus, dass etwa 1–2 % der Bevölkerung, zum Großteil Frauen, darunter leiden.

Histamin, ein Botenstoff und Neurotransmitter, wird zum einen im menschlichen Körper selbst produziert, zum anderen aber auch durch die Nahrung von außen aufgenommen. Im Körper wird Histamin durch das Enzym DAO (Diaminoxidase) abgebaut. Bei Menschen, die einen Mangel an diesem Enzym haben, wird Histamin dementsprechend nur ungenügend abgebaut, wodurch es zu unterschiedlichen körperlichen Reaktionen auf den Histaminüberschuss kommen kann.

Die Histaminintoleranz gehört zu den Pseudoallergien. Dies sind körperliche Reaktionen, die im Erscheinen einer Allergie sehr ähneln, bei denen allerdings keine immunologischen Reaktionen nachweisbar sind. Symptome einer Histaminintoleranz können Fließschnupfen, Hautreaktionen, Kopfschmerzen, Magen- und Darmprobleme und viele andere, auch unspezifische Symptome sein, was die Diagnose einer Histaminintoleranz erschwert. Gewöhnlich wird die Histaminintoleranz durch einen Bluttest festgestellt.

Nur selten ist eine Histaminintoleranz angeboren, bei den meisten Betroffenen wird diese im Lauf des Lebens erworben. Besonders die Einnahme von speziellen Medikamenten, aber auch eine Überempfindlichkeit des Darms können dazu führen, dass Histamin nur noch ungenügend abgebaut wird.

Bei allergischen Reaktionen im menschlichen Körper ist Histamin ebenfalls beteiligt. Es spielt eine wichtige Rolle beim Auftreten typischer Symptome wie Juckreiz oder Schleimhautschwellungen. Menschen mit allergischen Erkrankungen reagieren daher in vielen Fällen auf von außen zugeführtes Histamin empfindlich. Nicht immer allerdings kann hier eine ausgewiesene Histaminintoleranz durch einen Bluttest festgestellt werden.

Im Selbstversuch kann die Empfindlichkeit getestet werden. Reagiert eine Person auf stark histaminhaltige Nahrungsmittel wie etwa Rotwein oder gereiften Käse mit allergieähnlichen Beschwerden, liegt eine Histaminempfindlichkeit vor, auch trotz eines negativen Bluttests.

Eine Reduktion der Zufuhr von Histamin durch Lebensmittel kann allergieerkrankten Personen daher oftmals eine Erleichterung ihrer Beschwerden bringen.

In welchen Lebensmitteln ist Histamin enthalten?

Histamin entsteht beim Um- und Abbau von Eiweißen, daher ist Histamin in fast allen Lebensmitteln enthalten. Hierbei gilt: Je weniger dieser Abbau von Eiweißen bereits fortgeschritten ist, desto weniger Histamin ist in einem Lebensmittel enthalten. Frische und unverarbeitete Lebensmittel enthalten daher weniger Histamin als gelagerte oder verarbeitete.

Einige Lebensmittel enthalten besonders viel Histamin. Dazu gehören: geräucherte und eingelegte Fleisch- und Wurstwaren ebenso wie geräucherter oder eingelegter Fisch, Essig und Senf, gereifter Käse, fermentierte Produkte wie Miso, Sojasoße, aber auch Sauerkraut, Hühnereiweiß, besonders, wenn dieses nicht ganz frisch ist, Spinat, Avocado und Aubergine (Melanzani). Unter den Getränken sind vor allem alkoholische Getränke, hier vor allem Rotwein, aber auch schwarzer Tee besonders histaminhaltig.

Histamin ist sowohl hitze- als auch kältestabil. Es kann also nicht durch Kochen oder Einfrieren von Nahrungsmitteln vermindert werden.

Lebensmittel, welche die Histaminausschüttung im Körper beeinflussen

Einige Nahrungsmittel enthalten selbst zwar kein oder nur wenig Histamin, beeinflussen aber die Histaminausschüttung im Körper negativ. Dies bedeutet, sie tragen dazu bei, dass im Körper vermehrt Histamin ausgeschüttet wird, das dann wiederum nur ungenügend abgebaut werden kann.

Zu diesen Lebensmitteln gehören: Tomaten, Erdbeeren und Zitrusfrüchte, Meeresfrüchte, Champignons, Schokolade, Kakao und Kaffee, Hülsenfrüchte und Nüsse sowie Zusatzstoffe in Nahrungsmitteln wie Glutamat. Die meisten Menschen mit einer Histaminintoleranz oder -empfindlichkeit vertragen auch Weizenprodukte schlecht.

Ebenso können sich bestimmte Medikamente wie Schmerz- und Schlafmittel negativ auf eine bestehende Histaminintoleranz auswirken.

Behandlung der Histaminintoleranz

Die Histaminintoleranz wird in erster Linie durch eine histaminarme Ernährung behandelt. Histaminreiche Nahrungsmittel sollten gemieden werden, ebenso wie Nahrungsmittel, die sich ungünstig auf die Histaminausschüttung im Körper auswirken. Stattdessen sollten Betroffene darauf achten, möglichst viele Lebensmittel ohne oder mit nur wenig Histamin zu sich zu nehmen.

Die Verträglichkeit von einzelnen Lebensmitteln muss bei einer Histaminintoleranz immer individuell ausgetestet werden. Dazu empfiehlt es sich, nach einer Karenzphase von einigen Wochen, in der auf alle histaminhaltigen Nahrungsmittel verzichtet werden sollte, individuell auszuprobieren, welche Lebensmittel verträglich sind. Hierzu wird ein Nahrungsmittel nach dem anderen dem Speiseplan hinzugefügt und die körperliche Reaktion darauf abgewartet. Stellen sich keine körperlichen Symptome ein, wird das Lebensmittel beibehalten, im anderen Fall kann das entsprechende Lebensmittel nach einigen Wochen erneut ausgetestet werden.

Zur Behandlung einer Histaminintoleranz stehen mittlerweile auch Medikamente zur Verfügung wie Antihistaminika oder Ersatzenzyme, die den Abbau von Histamin im Körper beschleunigen. Diese Medikamente sind allerdings mit Nebenwirkungen verbunden und eignen sich in keinem Fall zur täglichen Einnahme oder alleinigen Behandlung der Histaminintoleranz.

Nahrungsmittel ohne/mit wenig Histamin

Die meisten frischen Nahrungsmittel enthalten nur wenig Histamin und abgesehen von den oben genannten beeinflussen sie die Histaminausschüttung im Körper auch nicht negativ.

Zu den histaminarmen Lebensmitteln gehören frischer Fisch und frisches Fleisch, entweder zur direkten Verarbeitung oder auch tiefgekühlt. Bei tiefgekühltem Fisch sollte auf die Bezeichnung *fangfrisch tiefgekühlt* geachtet werden. Fisch und Fleisch sollten bei einer Histaminintoleranz möglichst unmittelbar verarbeitet werden.

Auch Kartoffeln, Reis, Dinkel, Roggen und andere Getreide (außer Weizen) werden bei einer Histaminintoleranz zumeist problemlos vertragen.

Ebenso werden die meisten Obst- und Gemüsesorten von Betroffenen gut vertragen. Allerdings sollten Obst und Gemüse möglichst frisch und direkt verarbeitet werden, um die Histaminanreicherung durch Lagerung zu vermeiden.

Histaminsenkende Pflanzen & Nahrungsmittel

Zur begleitenden Behandlung einer Histaminintoleranz gibt es eine ganze Reihe an Pflanzen, deren Einnahme sich günstig auswirkt. Natürlich darf man sich nicht erwarten, dass hiervon die Histaminintoleranz geheilt wird und man dann ganz normal essen kann. Die regelmäßige Einnahme dieser Pflanzen kann aber dazu beitragen, die durch das Histamin ausgelösten Beschwerden etwas abzumildern bzw. die Reaktionsbereitschaft des Körpers zu verändern.

Menschen mit Histaminintoleranz sollten darauf achten, möglichst viele Nahrungsmittel mit hohem Gehalt an *Quercetin* zu sich zu nehmen. Quercetin ist ein Flavonoid mit antihistaminen Eigenschaften, es ist in einer ganzen Reihe an Nahrungsmitteln enthalten. Dazu gehören Beeren wie Brombeeren oder Heidelbeeren, grüne Gemüse und Zwiebeln (besonders Schalotten).

Auch in der ayurvedischen Heilpflanze *Amalaki (Phyllantus emblica)* ist besonders viel Quercetin enthalten. Amalaki gehört zur Familie der Euphorbiaceae und findet sich überwiegend im indischen Hochland. Bedeutend an Amalaki ist, dass es fünf verschiedene Geschmacksrichtungen, nämlich sauer, bitter, süß, scharf und adstringierend, enthält, was es aus Sicht des Ayurveda zu einer überaus wirkungsreichen Heilpflanze macht, die noch dazu von Menschen aller Konstitutionen eingenommen werden kann. Amalaki ist darüber hinaus besonders reichhaltig an hitzebeständigem Vitamin C. Mittlerweile ist Amalaki auch bei uns erhältlich und wird vor allem als Pulver oder in Kapselform zugeführt. Täglich sollten 1–3 Gramm Pulver eingenommen werden.

Bei einer Histaminintoleranz kann sich auch die *Einnahme von grünen Wildkräutern* günstig auswirken und vor allem dabei helfen, den oftmals als karg empfundenen Speiseplan etwas auszuweiten. Löwenzahn, Giersch, Spitzwegerich oder Schafgarbe sind hierzu besonders geeignet.

Diese Wildgemüse können roh als Salat, als Smoothie oder auch gedünstet als Gemüse verwendet werden. Vorsicht ist dagegen bei der Brennnessel geboten, die recht viel Histamin enthält und zu körperlichen Reaktionen führen kann.

Auch die Einnahme von *Blaualgen* wie Spirulina kann sich positiv bei einer bestehenden Histaminintoleranz auswirken. Allerdings müssen hiervon größere Mengen, zumindest 10 g pro Tag, geschluckt werden, um eine gute Wirkung zu erzielen. Das entspricht z. B. 25 Presslingen, die über den Tag verteilt eingenommen werden sollten.

Die regelmäßige Einnahme von *Kurkuma (Curcuma longa)* kann ebenfalls positive Wirkungen auf eine Histaminintoleranz haben. Dazu wird ein ½ TL des Pulvers mit heißem Wasser als Tee aufgebrüht. Nach dem Ayurveda röstet man jeweils 1 TL Kurkuma-Pulver und Zucker in Ghee (geklärte Butter) an, gießt einen Becher Milch hinzu und lässt das Ganze ein Mal aufkochen. Möglichst heißt trinken. Die regelmäßige Einnahme einer solchen Kurkuma-Milch ist nach dem Ayurveda hilfreich bei allen Unverträglichkeiten, bei Allergien und generell zur Blutreinigung. Allerdings sollte die individuell verträgliche Menge an Kurkuma-Pulver ausgetestet werden, da manche Menschen auf Kurkuma mit einem empfindlichen Magen reagieren.

Weiterhin kann sich die Einnahme des Heilpilzes *Reishi* positiv bei einer Histaminunverträglichkeit auswirken, da die im Pilz enthaltenen Triterpene die Histaminausschüttung dämmen. Reishi wird zumeist in Kapselform in einer Dosierung von 500 mg pro Tag eingenommen. Alternativ kann Reishi als Pulver (1 TL) auch zu einem Tee aufgebrüht werden. Dieser sollte 15 Min. ziehen und dann noch warm getrunken werden. Die Bitterkeit des Getränks kann durch die Zugabe von Honig abgemildert werden.

Auch die Einnahme von Extrakt aus der *Ginkgo-Pflanze (Ginkgo biloba)* oder der *Pestwurz (Petasites hybridus)* kann positive Auswirkungen bei Histaminintoleranz haben.

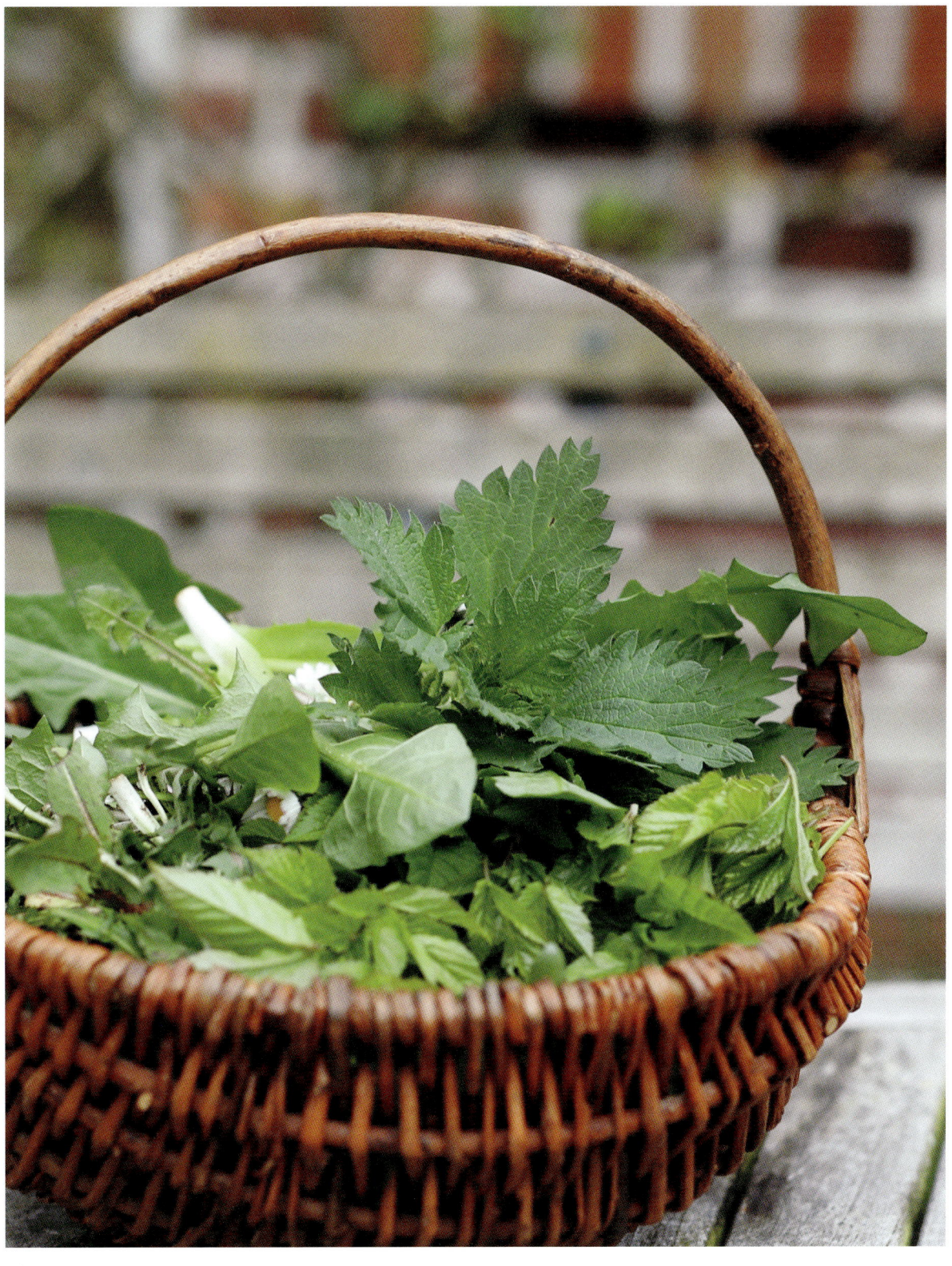

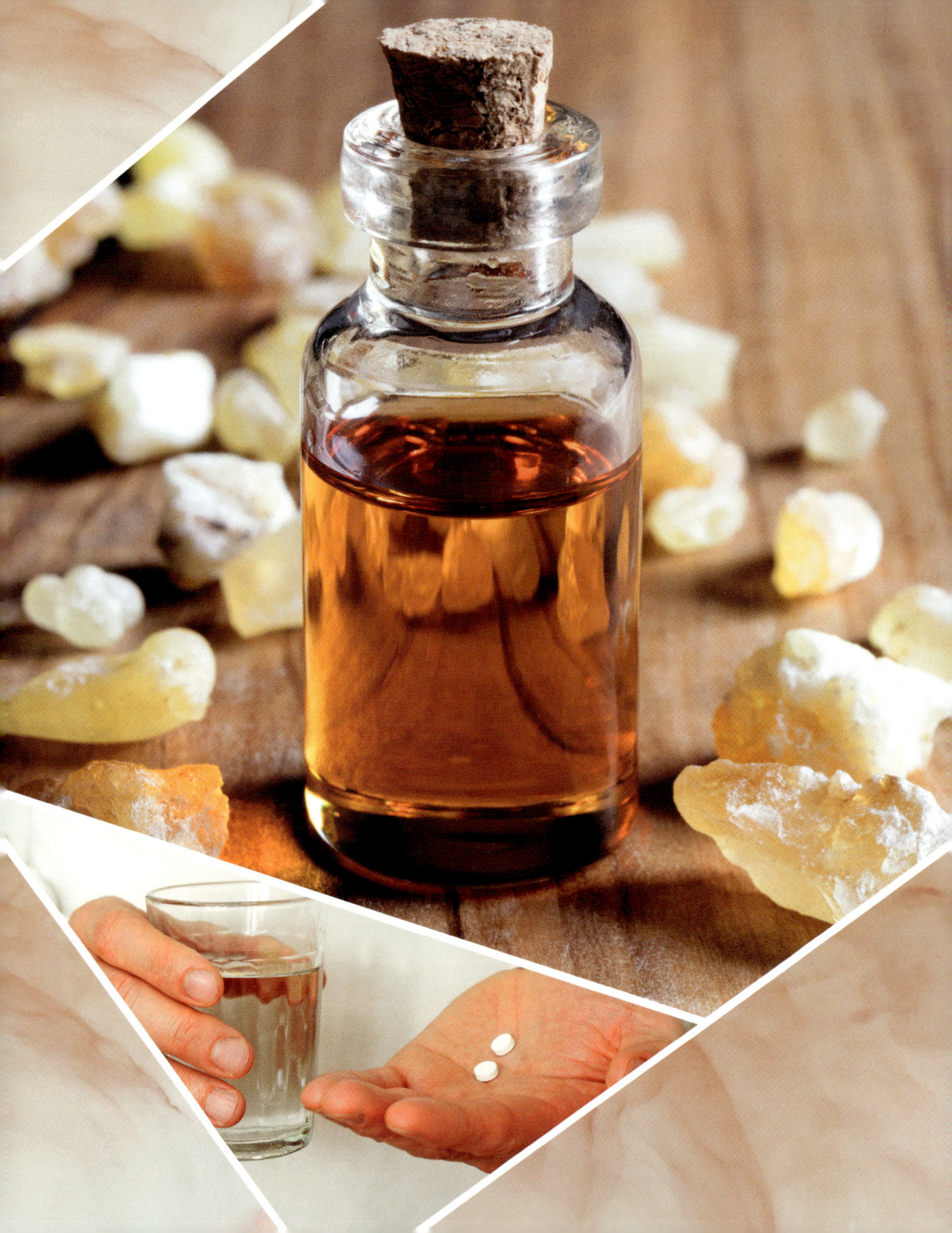

Cortison aus Pflanzen – Eine Alternative zu synthetischen Cortisonpräparaten

Was ist Cortison?

Cortison ist ein körpereigenes Hormon, produziert wird es in der Nebennierenrinde. Cortison kann auch synthetisch hergestellt werden und dient als wichtiges Medikament bei einer ganzen Reihe an Erkrankungen. Zu den besonders geschätzten Eigenschaften von Cortison gehören die hemmende Wirkung auf Entzündungen, die Fähigkeit, immunologische bzw. allergische Reaktionen zu unterdrücken, eine beschleunigte Zellteilung zu verlangsamen, Hirnödeme zu verkleinern, sowie die Verhinderung von Erbrechen nach der Einnahme bestimmter Krebsmittel.

Cortison kommt daher besonders bei folgenden Erkrankungen zum Einsatz:

· *Innerlich (als Spray/Tabletten)* **bei Asthma und Allergieerkrankungen, COPD, Rheuma oder auch bei Nierenerkrankungen.**

· *Äußerlich (als Salbe)* **bei entzündlichen Hauterkrankungen wie z. B. Neurodermitis.**

Allerdings haben Cortisonpräparate eine Reihe an Nebenwirkungen, vor allem, wenn sie in hoher Dosis über einen längeren Zeitraum eingenommen werden. Dazu gehören unerwünschte Gewichtszunahme durch Einlagerung von Wasser im Gewebe, Knochenschwund oder – bei äußerlicher Anwendung – das Dünnerwerden der Haut und hierdurch eine vergrößerte Infektanfälligkeit.

Pflanzliches Cortison

Es gibt einige Pflanzen, die eine cortisonähnliche Wirkung auf den Körper haben und bei den oben genannten Erkrankungen wirksam sein können. Zumeist haben diese Pflanzen allerdings auch ähnliche Nebenwirkungen wie Cortison. Daher ist in der Dosierung und Anwendung Vorsicht geboten. Pflanzliche Cortisonpräparate sollten in jedem Fall nicht durchgehend über einen längeren Zeitraum eingenommen werden. Nach 4–6 Wochen empfiehlt sich eine Pause von zumindest einer Woche.

› Indischer Weihrauch (Boswellia serrata)

Die Einnahme von indischem Weihrauch als Cortisonersatz wurde in mehreren Studien untersucht, die seine Wirksamkeit bestätigten. Asthmakranke waren nach einigen Wochen der Einnahme in der Lage, die Dosierung ihrer synthetischen Cortisonpräparate zu senken.

Indischer Weihrauch gilt als gut verträglich und relativ nebenwirkungsarm. Allerdings setzt die Wirkung frühestens nach 4 Wochen ein, hier ist also Geduld erforderlich.

Indischer Weihrauch wird zumeist in Kapselform von 3 x 1 Kapsel über den Tag verteilt eingenommen.

› Ballonrebe (Cardiospermum halicacabum)

Die Ballonrebe gilt als *das Cortison der Homöopathie*, denn Ballonrebe kommt in homöopathischer Dosierung vor allem bei juckenden Hautausschlägen wie Neurodermitis zum Einsatz. Aus den blühenden Pflanzenteilen wird eine Urtinktur hergestellt, die dann in Salben verrührt wird. Die Salbe kann man in der Apotheke bestellen oder auch selbst herstellen. Hierzu rührt man die Urtinktur in eine gut verträgliche Salbengrundlage ein.

› Eukalyptusöl (Eucalyptus)

Der in ätherischem Eukalyptusöl enthaltene Bestandteil Cineol (85 %) hat in Studien eine cortisonähnliche Wirkung gezeigt. Eukalyptusöl wird zumeist in Kapselform eingenommen, in einer Dosierung von 2– 3 Kapseln täglich. Zusätzlich kann mit ätherischem Eukalyptusöl bei bestehendem Asthma oder COPD auch inhaliert werden.

› Kurkuma (Curcuma longa)

Das in Kurkuma enthaltene Curcumin hat stark entzündungshemmende Eigenschaften. Besonders im Ayurveda kommt Kurkuma daher schon lange bei allen entzündlichen Erkrankungen zum Einsatz. Innerlich kann Kurkuma in Kapselform oder aufgebrüht als Tee (½ TL Pulver pro Tasse) eingenommen werden. Nach einem anderen ayurvedischen Rezept röstet man jeweils 1 TL Kurkuma-Pulver und Zucker in Ghee (geklärte Butter) an, gießt einen Becher Milch hinzu und lässt das Ganze ein Mal aufkochen. Möglichst heiß trinken.

Die individuell verträgliche Menge an Kurkuma-Pulver muss stets ausgetestet werden, da manche Menschen auf Kurkuma mit einem empfindlichen Magen reagieren.

Kurkuma-Pulver eignet sich auch zur Herstellung einer juckreizstillenden Salbe. Dazu verrührt man Kurkuma-Pulver entweder mit Ghee oder mit einer hautverträglichen Salbengrundlage. Die Salbe wird dünn auf die betroffenen Stellen aufgetragen. Allerdings müssen diese danach gut bedeckt werden, da Kurkuma stark färbt und aus Textilien kaum auswaschbar ist.

› *Süßholzwurzel (Glycyrrhiza glabra radix)*

Die Süßholzwurzel hat eine stark cortisonähnliche Wirkung mit entsprechenden Nebenwirkungen. Süßholzwurzel kann grundsätzlich jedem Tee beigemischt werden, dieser bekommt dadurch eine gewisse Süße. Um eine Wirkung auf entzündliche Erkrankungen zu erreichen, müssen allerdings größere Mengen der Wurzel eingenommen werden. Am einfachsten ist es, 1 EL Süßholzwurzel mit 1 Liter kochendem Wasser zu überbrühen und dies zumindest 15 Minuten ziehen zu lassen. Abfüllen in eine Thermoskanne und über den Tag verteilt trinken. Gerade bei der Süßholzwurzel ist es allerdings wichtig, in der Einnahme immer wieder Pausen zu machen, um eventuelle Nebenwirkungen gar nicht erst entstehen zu lassen.

› *Schwarze Johannisbeere (Ribes nigrum)*

Die heilkräftige Wirkung der schwarzen Johannisbeere war bereits im Mittelalter bekannt. Schon Hildegard von Bingen erwähnte diese. In der gegenwärtigen Alternativmedizin kommt schwarze Johannisbeere bei entzündlichen Erkrankungen vor allem in der Gemmotherapie zum Einsatz. Dazu wird aus den frischen Knospen der Pflanze ein Mazerat hergestellt. Von diesem nimmt man täglich 3 x 10 Tropfen ein.

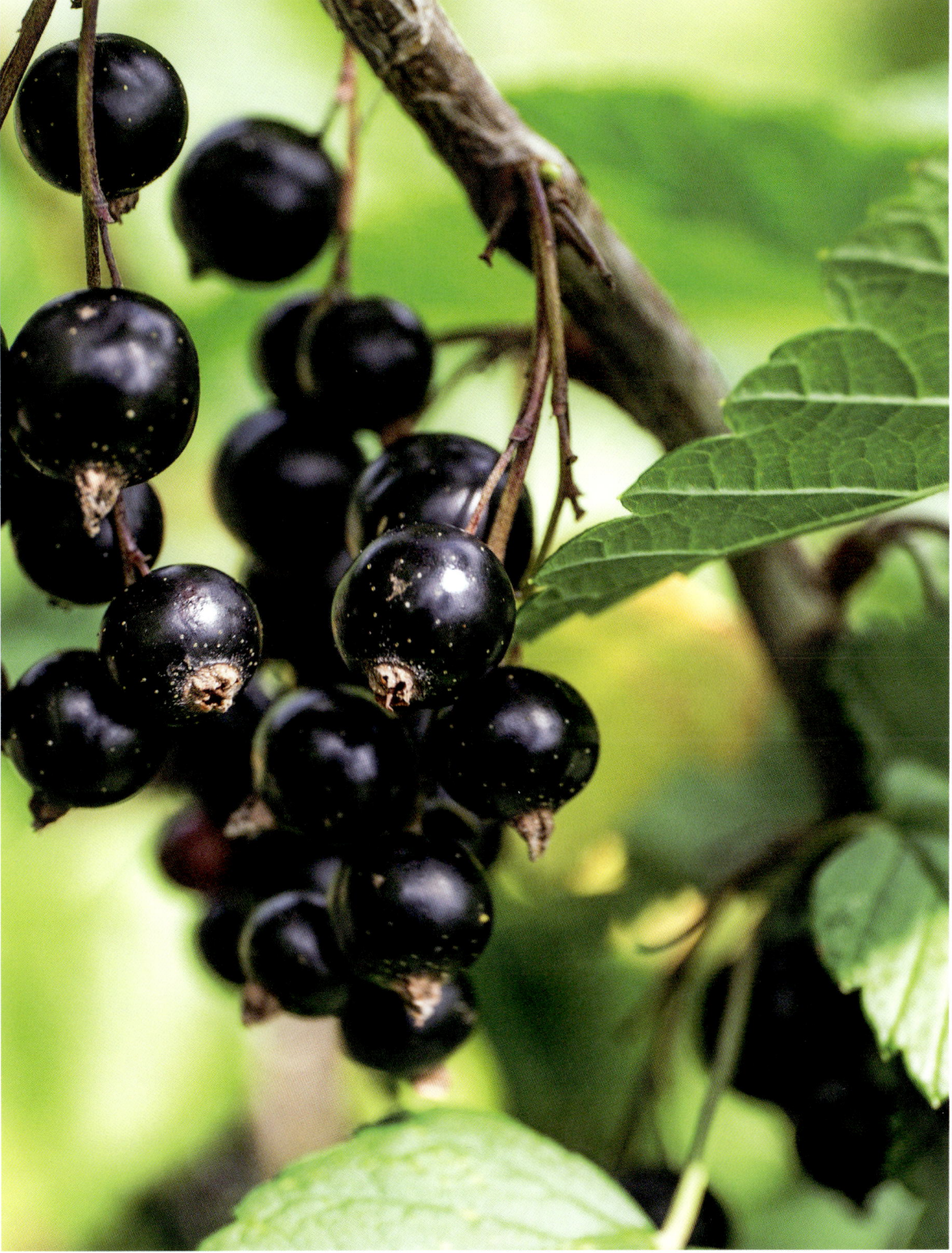

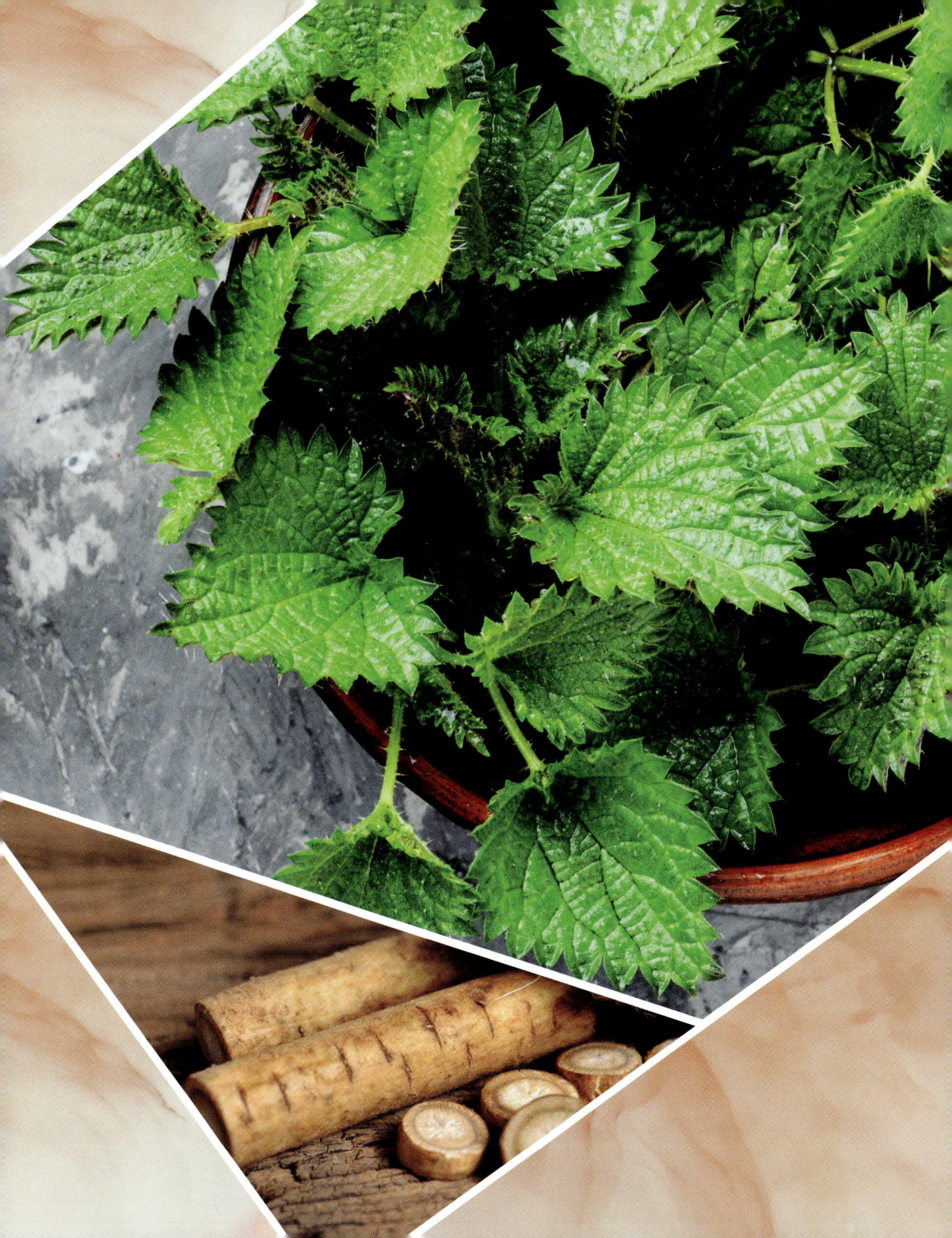

Ganzheitliche Ansätze zur Behandlung von Allergieerkrankungen

Alternativmedizinische Mittel, die sich zur Selbstbehandlung bei Allergieerkrankungen eignen, sind zumeist symptomorientiert. Für ein bestimmtes Symptom wird die Einnahme oder Anwendung eines dazupassenden Mittels empfohlen. Solche Mittel können Linderung bei bestimmten Beschwerden bringen, sie sind aber nicht in der Lage, die zugrunde liegende Erkrankung zu heilen. Das bedeutet, beim nächsten Kontakt mit dem Allergen wird der Körper wieder mit den entsprechenden Symptomen reagieren und das Mittel muss erneut angewendet werden bzw. auch umgekehrt. Wird ein Mittel, das über längere Zeit genommen wurde, abgesetzt, ist damit zu rechnen, dass sich auch die früheren Beschwerden recht bald wieder einstellen. Alternativmedizinische Mittel müssen in den meisten Fällen entweder als Akut- oder als Dauermedikation eingenommen werden. Für manche Betroffenen mag das ausreichend sein, für andere ist es dies nicht, da sie sich wünschen, auf Dauer beschwerdefrei zu sein und ohne Medikamente auszukommen.

In einem Punkt sind sich alle alternativmedizinischen Ansätze einig: Eine Heilung von Allergieerkrankungen kann nicht durch die Anwendung einzelner Mittel oder Übungen erreicht werden. Wer eine Heilung anstrebt, muss sich ganzheitlichen Ansätzen zuwenden. Hierfür sind viel Zeit und Geduld erforderlich. Der Erfolg stellt sich nur langsam ein. Auch braucht es ein hohes Maß an Disziplin, da bestimmte Mittel und Anwendungen strikt über einen langen Zeitraum angewendet werden müssen, ehe die Betroffenen in der Lage sind, ohne diese auszukommen, sich also so etwas wie Heilung eingestellt hat.

Bei Allergieerkrankungen ist das Immunsystem der Betroffenen oftmals derart überlastet, dass es nicht mehr auf natürliche Weise reagieren kann. Durch ein nicht mehr gut funktionierendes Immunsystem lagern sich in Darm und Blut, aber auch in den Körpergeweben Giftstoffe, sogenannte Schlacken, ab, die nicht ausgeschieden werden können und daher den Körper belasten. Für eine Heilung ist es zumeist in einem ersten Schritt notwendig, den Körper, vor allem Darm und Blut, zu reinigen und von den alten Schlacken zu befreien bzw. deren Abtransport zu ermöglichen. Da der Darm etwa 80 % des menschlichen Immunsystems ausmacht, ist es sinnvoll, mit einer Darmsanierung zu beginnen. Eine Blutreinigung kann sich daran anschließen.

Häufig sind die Körper von Menschen mit Allergieerkrankungen auch durch Medikamenteneinnahme, Umwelteinflüsse und falsche Lebensweise übersäuert, was den Körper ebenfalls belastet und abgesehen von Allergieerkrankungen zu einer Reihe anderer Erkrankungen (Arthritis, Bluthochdruck etc.) führen kann. Daher ist auch eine Entsäuerung des Körpers bzw. ein Umstellen der Nahrung auf basische Lebensmittel zu empfehlen. Eine solche Umstellung beseitigt zumeist auch einen bestehenden Pilzbefall (v. a. Candida), der ebenfalls Allergien auslösen kann. Auch die erhöhte Zufuhr von Vitalstoffen kann nach einer Darmsanierung Fehlendes im Körper der Betroffenen ausgleichen und zu einer Heilung beitragen.

Wer an sehr klar begrenzten Pollenallergien leidet, kann auch eine alternativmedizinische Desensibilisierung versuchen.

Darmsanierung

Die effektivste Methode, den Darm zu reinigen, ist das Heilfasten. Am besten verzichtet man für ca. 7–10 Tage ganz auf Nahrung. Getrunken werden täglich 1–2 Liter Kräutertee: z. B. Löwenzahn, Kalmus oder Ähnliches, vor allem Kräuter, die bitter sind. 3 Mal pro Tag kann man den Tee mit 1 TL Honig süßen. Wer es verträgt, kann auch ein Glas frisch gepressten Obst- oder Gemüsesaft pro Tag trinken (Achtung bei bekannten Kreuzreaktionen oder bestehender Fructoseintoleranz). Zusätzlich werden pro Tag bis zu 2 Liter frisch ausgekochte Gemüsebrühe ohne Zusätze eingenommen. Sehr wenig Salz und Zitrone sind erlaubt. Während des Heilfastens sollte der Darm täglich gereinigt werden. Dazu trinkt man jeden Morgen ein Glas lauwarmes Wasser mit 1 TL Bittersalz, recht bald danach stellt sich Stuhlgang ein. Zusätzlich werden die ersten 3–4 Tage Einläufe mit warmem Wasser durchgeführt. In der Zeit des Heilfastens entgiftet der Körper sehr stark über den Darm, die Lunge und die Haut. Auch das Blut wird über die Leber gereinigt. Schwäche, Kopfschmerzen sowie grippeartige Beschwerden zeigen die Entgiftung an. Leichte Bauchmassagen und körperliche Bewegung bringen hierbei oftmals Erleichterung.

Nach dem Heilfasten ist es wichtig, den Körper sehr langsam wieder an Nahrung zu gewöhnen. Im besten Fall sollte die Nahrung für einige Wochen ausschließlich basenhaltig sein. Ein Heilfasten von 7–10 Tagen kann 1–2 Mal jährlich alleine zu Hause oder in einer Fastengruppe durchgeführt werden. Bei sehr starken allergischen oder anderen Beschwerden empfiehlt sich eine solche Kur über 3 Wochen, dies allerdings nur unter ärztlicher Aufsicht. Hierfür gibt es spezielle Kliniken oder Zentren.

Wer keine Darmreinigungskur mittels Heilfasten durchführen möchte, kann auch auf diverse Produkte zur Darmreinigung zurückgreifen, die im Handel angeboten werden. Diese Mittel müssen zumeist über einen Zeitraum von einigen Wochen angewendet werden. Auch hierbei ist es ratsam, bereits währenddessen die Nahrung auf basenhaltige Lebensmittel umzustellen und dies auch nach Abschluss der Mitteleinnahme beizubehalten. Ein gutes Mittel zur langsamen Darmreinigung und Entgiftung des Körpers ist die Einnahme von Heilerde oder Gesteinsmehl (Zeolith). Allerdings müssen hier über eine längere Zeit große Mengen eingenommen werden, um eine Wirkung zu erzielen (3 x 2–3 Kapseln über den Tag verteilt).

Wer nach einem Heilfasten systematisch Nahrungsmittelunverträglichkeiten oder Allergien austesten möchte, tut dies am besten, indem er eine Zeit lang nur gekochtes Getreide wie Vollkornreis oder Hirse zu sich nimmt. Nach einigen Tagen kann dann langsam ein Nahrungsmittel nach dem anderen ausprobiert werden. Erfahrungsgemäß sind gekochte, gedünstete oder anderweitig verarbeitete Nahrungsmittel zumeist verträglicher als rohe. Stellen sich keine Allergiesymptome und auch keine Verdauungs- und sonstige Beschwerden ein, kann das entsprechende Nahrungsmittel beibehalten werden. Nimmt man Beschwerden wahr, sollte man das entsprechende Nahrungsmittel wieder weglassen und eventuell zu einem späteren Zeitpunkt erneut austesten. Diese Art der Austestung ist zwar recht mühsam und langwierig, kann aber gerade für Menschen, die unter allergischen Dauerbeschwerden leiden, aber nicht recht wissen, auf was sie im Einzelnen allergisch sind, oder die das Gefühl haben, beinahe gar nichts mehr essen zu können, hilfreich sein, weil der Körper bei dieser Methode nicht überfordert wird.

Heilfasten über wenige (1–2) Tage zeigt immer wieder eine gute Wirkung bei juckenden Allergiebeschwerden (Sonnenallergie, Quaddeln auf der Haut), da hierdurch die Ausscheidung von Wasser aus dem Hautgewebe angeregt und der Juckreiz vermindert wird.

Blutreinigung

Es gibt zahlreiche Mittel, die zur Blutreinigung verwendet werden können. Wichtig ist es zu beachten, dass eine Blutreinigung bei allergischen Beschwerden sehr lange, bis zu einem Jahr, dauern kann, ehe sie spürbare Erfolge zeigt.

Mittel	Anwendung / besondere Hinweise
Brennnessel *(Urtica dioica)*	Brennnesseltee aus Blättern oder Wurzeln bereiten, 10 Min. ziehen lassen. 1 Liter über den Tag verteilt trinken. **Vorsicht:** Brennnesseln enthalten viel Histamin, was bei Überempfindlichkeit zu allergischen Reaktionen führen kann.
Holunder *(Sambucus nigra)*	Tee aus jungen Blättern im Frühjahr bereiten und über eine gewisse Zeit hinweg trinken.
Klettenwurzel *(Arctium lappa)*	1 TL des Wurzelpulvers mit heißem Wasser überbrühen. Noch heiß trinken. Eine Tasse täglich. Klettenwurzelpulver schmeckt in etwa wie aufgelöster Sand in Wasser. Wen das stört, der kann sich das Pulver auch in Kapselhüllen (aus der Apotheke) abfüllen und diese dann einnehmen.

Mittel	Anwendung / besondere Hinweise
Kurkuma (*Curcuma longa*)	Der Ayurveda empfiehlt zur Blutreinigung eine **Kurkumakur:** Hierzu 1 TL Kurkumapulver in ein wenig Ghee anrösten, 1 TL Rohrzucker und ein Glas Milch hinzufügen, kurz aufkochen lassen, heiß trinken. Diese Kur über mindestens ein Jahr täglich durchführen. Wem das zu aufwendig ist, der kann auch einfach einen ½ TL Kurkumapulver mit etwas Honig in warmes Wasser oder Milch einrühren und mehrmals täglich trinken.
Löwenzahn (*Taraxacum sect. Ruderalia*)	Das Kraut der Pflanze überbrühen, 10 Min. ziehen lassen, 2–3 Tassen täglich, eine davon auf nüchternen Magen.
Maha Manjishta Kwatha Extrakt aus der Färberwurzel (*Rubia cordifolia*)	Ebenfalls ein ayurvedisches Mittel der Blutreinigung. Über einen längeren Zeitraum wird täglich 1 TL der Paste eingenommen. Maha Manjishta Kwatha kann über das Internet oder in Ayurvedaläden erworben werden.
Teufelskralle (*Harpago phytum procumbens*)	Aus den zerkleinerten Wurzeln kann ein Tee zubereitet werden. Allerdings schmeckt der Tee sehr bitter, daher kann auf Kapseln zurückgegriffen werden.

Säure-Basen-Haushalt

Die moderne Ernährung besteht zum guten Teil aus Lebensmitteln, die im menschlichen Körper Säuren bilden. Ein Übergewicht an Säuren und vor allem deren Nebenprodukte, Schlacken, die sich im Körper ablagern, können zu diversen Allergien führen. Daher empfiehlt es sich, dauerhaft auf eine basenüberschüssige Ernährung umzusteigen. Eine solche besteht zu 80 % aus basenbildender Nahrung, die restlichen 20 % können säurebildende Lebensmittel sein. Basenbildende Nahrungsmittel sind Gemüse, Obst und Salat, Kräuter und Sprossen, roh sowie gekocht. Gute säurebildende Lebensmittel sind Vollkornprodukte (allerdings nicht aus Weizen), Hülsenfrüchte und Nüsse sowie geringe Mengen an tierischen Produkten aus Bio-Betrieben. Schlechte säurebildende Lebensmittel wie tierische Produkte aus konventioneller Landwirtschaft, alle Milchprodukte (mit Ausnahme von Butter, Ghee und Schlagsahne/Obers), Fertigprodukte und Zuckerstoffe sollten auf Dauer gemieden werden. Bevor man auf eine basenüberschüssige Ernährung umsteigt, empfiehlt es sich, einige Wochen lang nur basenhaltige Nahrungsmittel zur Entsäuerung des Köpers zu verwenden.

Um eine mögliche Übersäuerung des Körpers festzustellen, ist eine einfache Harnkontrolle (pH-Wert) nicht ausreichend. Ein saurer Harn zeigt lediglich an, dass Säuren aus dem Körper ausgeschieden werden, sagt allerdings nichts darüber aus, woher diese Säuren kommen. Säuren können aus der täglichen Nahrung stammen, sie können sich aber auch bereits im Körper angesammelt haben. Auch bestimmte Medikamente können zu sauren Reaktionen führen ebenso die ungenügende Abatmung von CO_2 aus der Atemluft. Eine tatsächliche Übersäuerung des Körpers lässt sich nur durch einen Bluttest feststellen.

Pilzbefall

Allergieerkrankungen können auch mit einem inneren oder äußeren Pilzbefall in Zusammenhang stehen. In erster Linie sind der Darm, die Haut oder die Atemwege betroffen. Eine zuckerhaltige Ernährungsweise (die große Zufuhr von zuckerhaltigen Stoffen und anderen Nahrungsmitteln, die im Körper zu Zucker umgewandelt werden) tragen zu einem Pilzbefall bei. Bemerkbar macht sich ein Pilzbefall häufig an Symptomen wie Jucken am After oder dem Genitalbereich oder juckenden Hautausschlägen. Vom Darm können sich Pilze auch in andere Bereiche des Körpers ausbreiten, indem sie die Darmwand durchbrechen.

Einen Pilzbefall behandelt man am besten durch eine Darmsanierung mit anschließender Umstellung der Ernährung auf basenüberschüssige Nahrungsmittel.

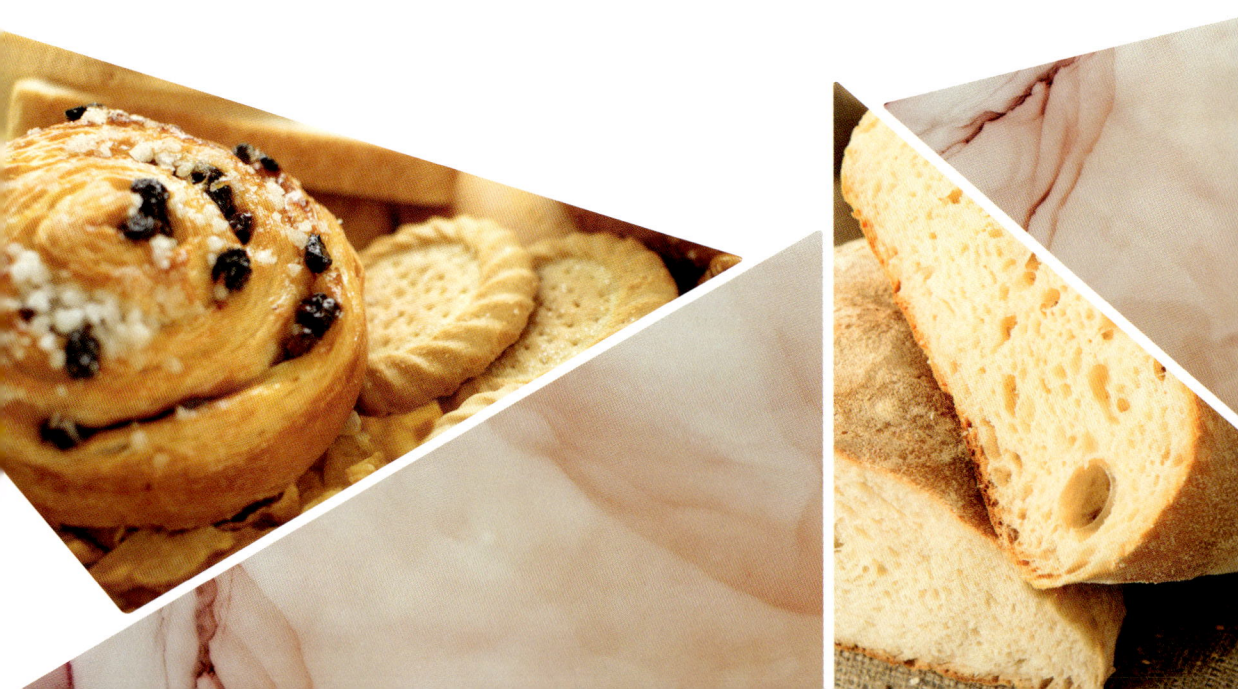

Erhöhte Zufuhr von Vitalstoffen

Bestehende Allergieerkrankungen werden oftmals mit einem Mangel an Vitalstoffen (Vitamine, Mineralstoffe und Spurenelemente) in Verbindung gebracht. Es gibt unterschiedliche alternativmedizinische Mittel und Methoden, um diesen Mangel über die erhöhte Zufuhr bestimmter Nahrungsmittel auszugleichen.

Mittel	Anwendung / besondere Hinweise
Algen	Es gibt unterschiedliche Arten von blaugrünen Algen, die zur Behandlung von Allergien verwendet werden. Die wichtigsten sind Spirulina und AFA-Algen. Sie können als Pulver vermischt in Nahrung oder Getränke, als Kapseln oder als Presslinge (Bio-Qualität ohne Zusätze) eingenommen werden. Die Tagesdosis, um chronische Erkrankungen zu behandeln, beträgt etwa 10 g, das sind beispielsweise 25 Presslinge zu 400 mg. Es empfiehlt sich, mit einer niedrigen Dosis zu beginnen und sich langsam auf 10 g/Tag hochzuarbeiten. Zu Beginn können Verdauungsbeschwerden auftreten, die sich nach einiger Zeit verlieren. **Vorsicht:** Die verarbeiteten Algen sind als Rohkost zu werten. Wer keine Rohkost verträgt, kann auch auf Algen sensibel reagieren.

Mittel	Anwendung / besondere Hinweise
Apfelessig	3 Mal täglich 2 TL Apfelessig (aus Apfelmost) mit 1 TL Honig in warmem Wasser einnehmen. **Vorsicht** bei bestehender Fructose- oder Histaminintoleranz.
Honig	2 EL Honig täglich über den Tag verteilt einnehmen. Am besten Honig aus der näheren Umgebung oder Wabenhonig mit Bienenwaben darin verwenden. Der Honig kann pur eingenommen oder auch in lauwarmem Wasser aufgelöst werden. Honig kann auch mit Apfelessig zusammen zugeführt werden (siehe oben). Bei höherer Dosierung wirkt Honig leicht abführend. Daher eine tägliche Dosis von ca. 6 EL nicht überschreiten. Honig enthält große Mengen an Fructose. Daher reagieren manche Betroffene darauf mit allergieähnlichen Beschwerden.

Alternativmedizinische Desensibilisierung

Eine Desensibilisierung oder Hyposensibilisierung ist eine Behandlungsmethode, bei der der Körper langsam an das entsprechende Allergen gewöhnt wird, so dass er dann nicht mehr in überschießender Weise reagiert. In der Alternativmedizin sind Desensibilisierungen nur bei Pollenallergien bekannt. Grundsätzlich gilt: Wer an einer klar begrenzten Allergie gegen bestimmte Pollen leidet, kann versuchen, seinen Körper langsam an das entsprechende Allergen zu gewöhnen. Hierbei sollte das jeweilige Allergen in veränderter Form, z. B. als Tee oder in homöopathischen Potenzen, zu sich genommen und die Dosierung mit der Zeit gesteigert werden. Darüber hinaus gibt es einige Mittel, die sich zur Einnahme bei einer breiteren Pollenallergie bewährt haben.

Vorsicht jedoch: Da all diese Mittel Pollen enthalten, können immer auch allergische Reaktionen auf eben diese Stoffe die Folge sein.

Mittel	Anwendung / besondere Hinweise
Birkensaft	Birkensaft ist eine wässrige Flüssigkeit, die im Frühjahr aus Birkenstämmen gewonnen wird. Man kann sie pur trinken oder auch zu Sirup einkochen. Eine Kur mit Birkensaft kann eine bestehende Allergie auf Birkenpollen lindern oder ganz beseitigen. **Vorsicht:** Die Einnahme von Birkensaft kann auch allergische Beschwerden auslösen. Am besten mit einer niedrigen Dosis beginnen und langsam steigern.
Blütenpollen	Die regelmäßige Einnahme von Blütenpollen (aus Apotheke, Reformhaus oder vom Imker) kann dazu beitragen, dass sich Pollenallergien bessern. Dazu sollten ab Februar 1–3 gehäufte TL täglich eingenommen werden. Darüber hinaus versorgen Blütenpollen den Körper mit allen notwendigen Vitalstoffen. **Achtung:** Die Einnahme von Blütenpollen kann zu einer Verschlechterung der Beschwerden beitragen. Daher ist bei der Einnahme stets Vorsicht geboten.

Mittel	Anwendung / besondere Hinweise
Honig	2 EL Honig täglich über den Tag verteilt einnehmen. Am besten Honig aus der näheren Umgebung oder sogar Wabenhonig mit Bienenwaben darin verwenden. Der Honig kann pur eingenommen oder auch in lauwarmem Wasser aufgelöst werden. Honig kann auch mit Apfelessig zusammen in warmem Wasser eingenommen werden (3 Mal täglich). Zusätzlich kann zu jeder Mahlzeit 1 EL hochwertiges Maiskeimöl zu sich genommen werden. Honig aus der näheren Umgebung enthält zwar allergene Pollen, allerdings in einer veränderten Form, und kann daher lindernd auf eine Pollenallergie einwirken. Auf Dauer können entsprechende Beschwerden dadurch ganz zum Verschwinden gebracht werden. Bei höherer Dosierung wirkt Honig leicht abführend. Daher eine tägliche Dosis von ca. 6 EL nicht überschreiten.
Pollenpräparate	Im Handel gibt es zahlreiche Pollenpräparate, die zur Desensibilisierung von Pollenallergien eingesetzt werden.

Sonstige Mittel und Methoden der Körperreinigung

› Zitronen-Knoblauch-Kur

30 Knoblauchzehen und 5 unbehandelte Zitronen mit Schale im Mixer pürieren. Ca. 1 Liter Wasser dazugießen. Zum Kochen bringen, ein Mal kurz aufwallen lassen. Abseihen und heiß in Flaschen füllen. Verschließen und kühl aufbewahren. 2 Mal täglich 1–2 EL vor oder nach der Hauptmahlzeit zu sich nehmen. 3 Wochen lang einnehmen, dann eine Woche Pause machen, danach erneut 3 Wochen einnehmen.
Vorsicht bei empfindlichem Magen!

› Zunge reinigen

Der Ayurveda empfiehlt täglich in der Früh nach dem Aufstehen die Zunge vom weißlichen Belag, der sich über Nacht absetzt, zu reinigen. Dafür gibt es spezielle Zungenschaber im Handel zu kaufen. Auch Halsentzündungen kann auf diese Weise vorgebeugt werden.

› Ölziehen

Das Ölziehen ist ebenfalls eine Reinigungsmethode des Ayurveda. In der Früh werden 1 EL Öl (am besten Sonnenblumenöl oder gereiftes Sesamöl) in den Mund genommen und ca. 10–15 Minuten kräftig durch die Zähne gezogen. Dann ausspucken. Die Ölreste können noch ins Zahnfleisch einmassiert werden.

Lohnt es sich, alternativmedizinische Mittel und Anwendungen zur Behandlung von Allergieerkrankungen auszuprobieren?

› *Überlegungen zur Verhältnismäßigkeit*

Die Anwendung alternativmedizinischer Ansätze ist oftmals sehr langwierig, erfordert viel Zeit und Geld. Der Ausgang ist ungewiss, eine Besserung der Symptome kann nicht garantiert werden. Viele Menschen stellen sich daher immer wieder die Frage, ob sich dieser Weg für sie lohnt.

Die Frage nach der Sinnhaftigkeit der Anwendung alternativmedizinischer Ansätze beschäftigt auch die Autorin dieses Buches immer wieder. Hierzu eine eindeutige Haltung einzunehmen gestaltet sich als schwierig. Dennoch sollten einige wichtige Gedanken aufgeworfen werden. Gedanken, die allzu oft nicht ausgesprochen werden, da Alternativmedizin (zu) oft nur rein positiv bewertet wird (oder einseitig abgewertet, aber dieser Aspekt soll hier nicht Thema sein).

Es ist eine Tatsache, dass viele Menschen an schweren, oftmals chronischen Allergieerkrankungen leiden. Tatsache ist auch, dass die Schulmedizin für solche Erkrankungen oft keine Behandlung bereithält, die für die Betroffenen zufriedenstellend ist. Im besten Fall bietet die Schulmedizin Medikamente und Behandlungen an, die zwar Symptome und Beschwerden lindern, in Einzelfällen kann sogar eine vollkommene Beschwerdefreiheit erreicht werden, nicht selten sind solche Medikamente allerdings regelmäßig und lebenslang einzunehmen und mit nicht unerheblichen Nebenwirkungen verbunden.

Aus Unzufriedenheit hierüber wenden sich die Betroffenen schließlich, oftmals nach einem jahrelangen Leidensweg, alternativmedizinischen Ansätzen zu, in der Hoffnung, hier Hilfe zu finden. Der Anspruch, der mit dieser Haltung allerdings auf alternativmedizinischen Ansätzen (und den Personen, die sie vertreten) liegt, ist enorm. Denn viele Betroffene erwarten sich von alternativen Mitteln und Behandlungen etwas, das ihnen die Schulmedizin nicht bieten kann oder konnte. Diese Erwartung ist umso mehr verständlich, als betroffene Menschen viel Geld für eine solche alternativmedizinische Behandlung ausgeben, das sie in den meisten Fällen nicht von den Krankenkassen rückerstattet bekommen.

Die Frage nach der Sinnhaftigkeit alternativmedizinischer Behandlungen wirft eine ganze Reihe von grundlegenden Aspekten zur Haltung des einzelnen Menschen bezüglich Gesundheit/Krankheit, Selbstbestimmung und Selbstverantwortlichkeit auf.

Der erste Aspekt ist die Frage, welche Haltung der einzelne Mensch zu Gesundheit oder Gesundsein hat. Wird Gesundsein als ein Grundrecht angesehen, hat man also einen Anspruch darauf und gegen wen besteht dieser Anspruch? Oder liegt Gesundsein in der eigenen Verantwortung, muss man sich noch mehr anstrengen, um dieses Ziel zu erreichen? Ist Krankheit eine Strafe Gottes, eine Prüfung des Schicksals, mitgebrachtes Karma aus früheren Leben? Oder ist Krankheit die Folge sozialer Ungleichheit, zunehmender Umweltverschmutzung, einer schlechten Lebensführung? Diese Fragen berühren auch spirituelle Aspekte nach dem Sinn von Krankheit, auf die jeder Mensch, vor allem wenn er von chronischen Erkrankungen betroffen ist, eine individuelle Antwort finden muss.

Dies führt uns zur nächsten Frage, der Frage danach, wie wir leben wollen. Möchte man sich selbst, den eigenen Körper und damit auch die eigene Gesundheit in die Hände von ÄrztInnen legen, von denen man sich Hilfe erwartet? Oder will man so viel Selbstverantwortung wie nur irgend möglich übernehmen? Einige alternativmedizinische Ansätze verlangen von ihren PatientInnen deutlich mehr Eigenleistung, als dies schulmedizinische Ansätze tun.

Was erwartet eine betroffene Person sich von einer alternativmedizinischen Behandlung? Eine Linderung ihrer Symptome? Ist sie also bereit, alternativmedizinische Mittel bei Bedarf anzuwenden? Oder erwartet sie sich eine komplette Symptomfreiheit? Auch wenn dies bedeutet, dass alternativmedizinische Mittel oder Methoden auf Dauer angewendet werden müssen? Oder erwartet sie sich eine Heilung? Also die dauerhafte Abwesenheit von Symptomen und Einschränkungen auch ohne die Einnahme von Mitteln? Und was versteht ein Mensch unter geheilt sein? Die Freiheit in allen Lebensbereichen, also tun oder auch essen zu können, was man möchte, ohne Beschwerden befürchten zu müssen?

Viele Menschen, die an chronischen Erkrankungen leiden, mögen sich damit zufriedengeben, wenn ihre Beschwerden nachlassen oder sie gar eine gewisse Symptomfreiheit in bestimmten Bereichen erlangen, meist tragen sie aber tief im Inneren den Wunsch nach einer kompletten Heilung in sich. Dies ist oftmals auch der Grund, warum sie sich der Alternativmedizin zuwenden. Doch kann diese Heilung versprechen, wo die Schulmedizin eine solche nicht anbieten kann?

Zweifelsfrei gibt es immer wieder Menschen, die durch Alternativmedizin vollkommene Heilung erlebt haben oder erleben. Aber sie sind doch eher als Einzelfälle zu betrachten. Ihre Geschichten können nicht ohne Weiteres als allgemeingültig angesehen werden. Zu unterschiedlich sind Menschen in ihrer Konstitution und ihren jeweils individuellen Beschwerdebildern.

Alternativmedizinische Ansätze verlangen von den Betroffenen eine große Investition von Zeit und Geld. Wer zu einem/r AlternativmedizinerIn geht und regelmäßig Mittel einnimmt oder Anwendungen bekommt, muss mit 200–300 Euro pro Monat rechnen, wer alternativmedizinische Mittel ohne Arztbesuche alleine zu Hause einnimmt, investiert im Durchschnitt immer noch 50–100 Euro pro Monat. Regelmäßige Arztbesuche und ärztliche Anwendungen brauchen darüber hinaus viel Zeit, auch die alleinige Anwendung zu Hause erfordert Zeit, eine Stunde pro Tag ist das Minimum bei chronischen Erkrankungen.

Diese Zahlen im Hinterkopf, stellt sich die Frage, wofür eine Person bereit ist, diesen Aufwand an Zeit und Geld in Kauf zu nehmen. Ist ihr diese Investition nur für eine komplette Heilung oder zumindest Symptomfreiheit wert oder ist sie dazu auch für eine ledigliche Reduktion der Symptome bereit, falls sich eine komplette Heilung nicht erreichen lässt?

Wer sich diesen Fragen nicht stellt bzw. sich nicht mit ihnen vor einer alternativmedizinischen Behandlungen beschäftigt, läuft Gefahr, eine solche Behandlung mit viel Zeit und Kosten auf sich zu nehmen und dann nach ein paar Monaten zu resignieren, wenn eine erwünschte Heilung ausbleibt. Zurück bleibt schließlich die Enttäuschung darüber, dass man trotz der Investition von viel Zeit und Geld nur an einen Punkt gekommen ist, der sich vielleicht auch mit schulmedizinischen Methoden und ohne so viel Geld und Zeitaufwand hätte erreichen lassen.

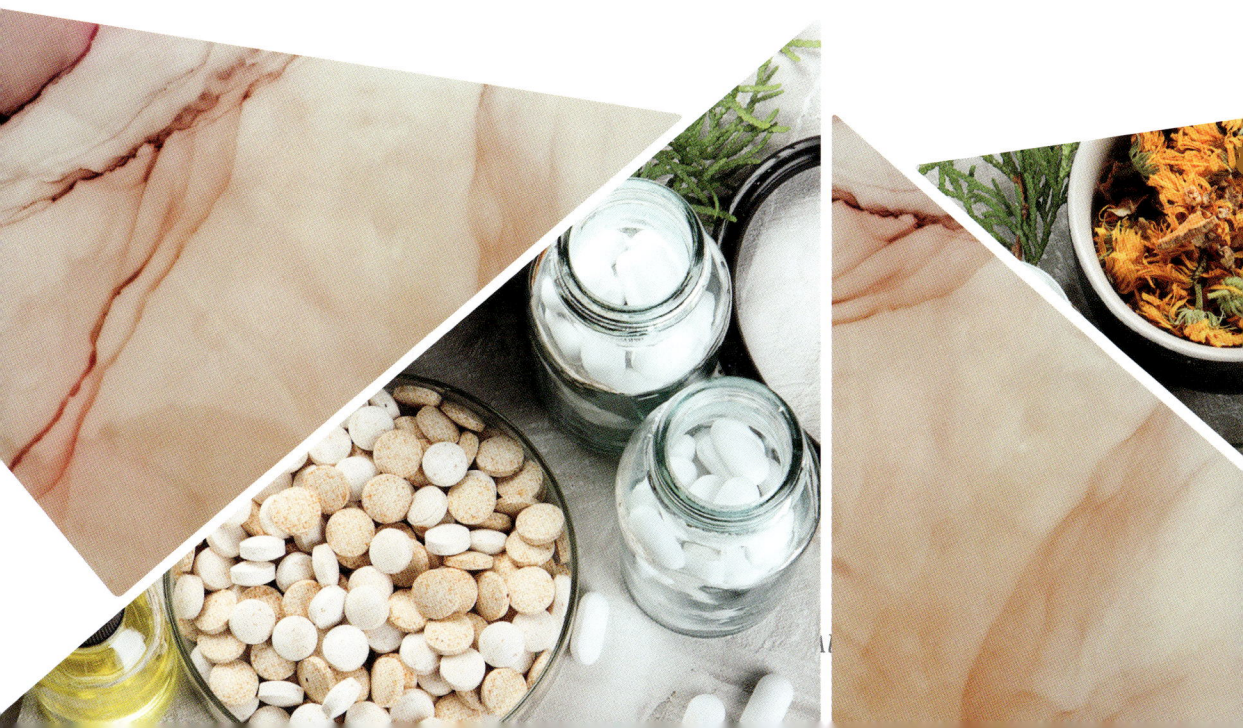

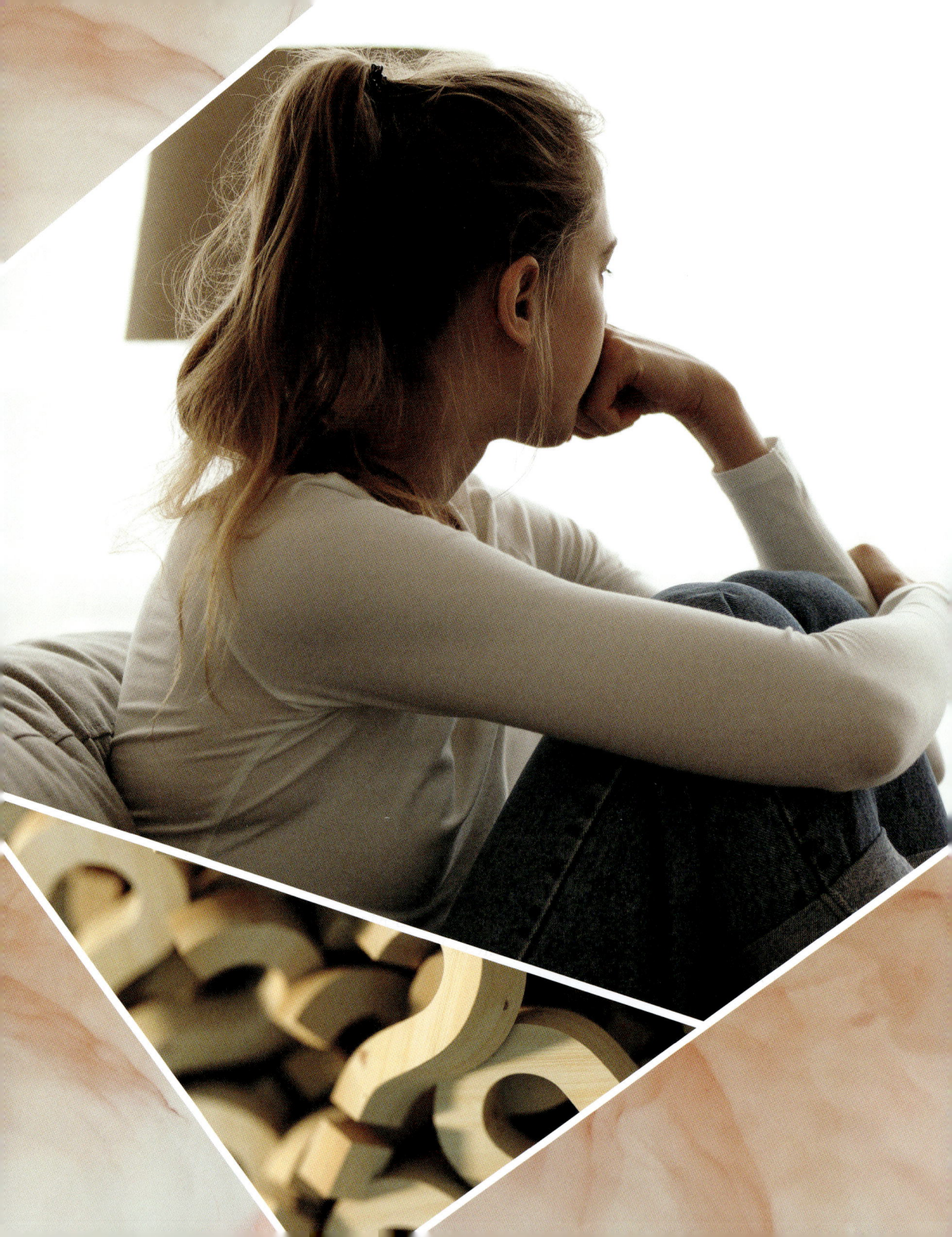

FAQs

Im Folgenden finden Sie eine Liste an Fragen, die häufig in Zusammenhang mit Allergieerkrankungen auftreten:

Sind Asthma und Allergien lebenslange Erkrankungen?

Ja, in den allermeisten Fällen sind sie das. Zwar gibt es immer wieder Berichte über vollständige Heilungen, doch angesichts der großen Zahl an erkrankten Personen im deutschsprachigen Raum können diese wohl eher als Ausnahmen angesehen werden. Alternativmedizinische Behandlungsansätze, die eine vollkommene Heilung von Allergieerkrankungen versprechen, sollten zumindest mit Skepsis betrachtet werden, vor allem dann, wenn damit große Kosten verbunden sind. Doch es gibt zahlreiche schulmedizinische sowie alternativmedizinische Methoden, um die Lebensqualität bei Asthma und Allergieerkrankungen zu verbessern und Linderung zu erreichen.

Bei Asthma kann durch eine gezielte und konsequente Behandlung beispielsweise oftmals eine komplette Anfallsfreiheit erreicht werden, was allerdings nicht mit einer Heilung gleichzusetzen ist. In höherem Lebensalter oder auch unter besonderen Belastungen können Asthmaanfälle wieder auftreten. Darüber hinaus müssen bestimmte Mittel in den meisten Fällen lebenslang über das gesamte Jahr oder regelmäßig zur Anfallszeit genommen werden, um die Beschwerdefreiheit aufrechtzuerhalten.

Eine Reduktion oder auch ein Absetzen von Medikamenten welcher Art auch immer ist möglich, man sollte sich hierzu aber von einem Arzt/einer Ärztin beraten und begleiten lassen. Gerade bei Asthmaerkrankungen kann es passieren, dass die Lungenwerte nach dem Absetzen von Medikamenten schlechter werden, ohne dass man das zunächst selbst bemerkt.

Sind Asthma und Allergien psychosomatische Erkrankungen?

Asthma und Allergieerkrankungen werden immer wieder als psychosomatische Erkrankungen klassifiziert. Also als Erkrankungen, deren Ursachen einzig oder zumindest auch in der Psyche des Menschen liegen. Dies ist allerdings eine umstrittene These. ExpertInnen weichen hiervon immer mehr ab und sehen die Ursachen dieser Erkrankungen vermehrt in den Genen und frühkindlichen Kontakten mit bestimmten allergieauslösenden Stoffen.

Warum sollte man Asthma oder Allergieerkrankungen überhaupt behandeln?

Manche Menschen zeigen nur schwache Reaktionen auf ein bestimmtes Allergen. Eine Behandlung scheint dann unnötig zu sein. Viele Leute neigen aber auch dazu, Allergien, beispielsweise Heuschnupfenanfälle im Frühjahr, einfach auszuhalten in der Hoffnung, dass diese bald vorbeigehen. Das ist nicht sinnvoll. Allergien haben die Tendenz, sich über die Zeit zu verstärken, wenn sie unbehandelt bleiben. Aus Heuschnupfen kann ein allergisches Asthma werden (in 50–70 % der Fälle, falls unbehandelt). Aus einer einfachen Nahrungsmittelunverträglichkeit gegenüber Erdbeeren kann sich im Lauf der Zeit eine Überempfindlichkeit gegen jegliche Fructose entwickeln.

Eine Behandlung von Allergieerkrankungen ist daher in jedem Fall sinnvoll, um eine Verstärkung oder auch den sogenannten Etagenwechsel zu verhindern.

Es stimmt, dass schulmedizinische, aber auch alternativmedizinische Mittel mit unerwünschten Wirkungen verbunden sein können. Die Angst davor ist oftmals ein Grund, warum Betroffene sich nicht behandeln lassen. Allerdings sollte nicht übersehen werden, dass auch unbehandelte Allergieerkrankungen unerwünschte Nebenwirkungen haben können, wie etwa chronische Müdigkeit bis hin zur Depression oder Fehlhaltungen und Brustkorbdeformierungen durch falsche Atemtechnik. Diese Beschwerden werden oftmals nicht mit einer bestehenden Allergieerkrankung in Verbindung gebracht, bleiben lange Zeit unberücksichtigt und machen dann im Lauf der Zeit eine wesentlich kompliziertere Behandlung notwendig.

Müssen Allergene zur Linderung einer Allergie vermieden werden?

Viele ExpertInnen (auch AlternativmedizinerInnen) raten dazu, bekannte allergene Stoffe so weit wie möglich zu vermeiden, den Körper also möglichst gar nicht den allergieträchtigen Reizen auszusetzen. Allerdings ist das oftmals nur schwer umsetzbar. Wer außer Haus arbeitet, muss auch im Frühjahr hinaus in die Pollen, wer auf Reisen ist, hat nicht immer die Möglichkeit, allergenarm zu essen etc.

Eine komplette Vermeidung von Allergenen trägt auch dazu bei, dass der Körper schließlich den entsprechenden Stoff überhaupt nicht mehr gewohnt ist und dann umso stärker reagiert, sollte er damit in Berührung kommen. Eine gezielte, dosierte Konfrontierung des Körpers mit dem Allergen von Zeit zu Zeit scheint auch sinnvoll zu sein, um die körperliche Reaktion ab und an zu testen.

Allergene, die lebensbedrohliche Reaktionen des Körpers auslösen, müssen natürlich gemieden werden.

Wie lange dauert es, bis alternative Behandlungsmethoden wirken? Wie lange sollten alternativmedizinische Mittel angewendet werden?

Schulmedizinische Produkte wirken in der Regel innerhalb kürzester Zeit, manchmal sogar innerhalb von Sekunden. Bei alternativen Behandlungsmethoden muss man leider mit einer etwas längeren Zeit rechnen, bis man erste Ergebnisse spürt. Vier Wochen sollte ein Produkt oder eine Methode zumindest angewendet werden, um die Wirksamkeit einschätzen zu können. Bei bestimmten Anwendungen, etwa einer Darm- oder Blutreinigung, muss man sogar noch länger warten (bis zu einem Jahr), ehe sich ein positives Ergebnis zeigt.

Einige ExpertInnen sprechen sich dafür aus, auch bei guter Wirkung nach einigen Monaten auf ein anderes, ähnliches Mittel umzusteigen, um eine Gewöhnung des Körpers an das Mittel (und damit eine abnehmende Wirkung) zu verhindern.

Bleibt eine positive Wirkung nach einer etwa vierwöchigen Einnahme aus, sollte das Mittel ebenfalls gewechselt werden. Im Einzelfall kann das eine regelrechte Testreihe werden, bis man ein Mittel gefunden hat, das zu einem selbst und der Erkrankung passt. Häufig steht aber auch die Einnahme von anderen, z. B. schulmedizinischen Medikamenten einer spürbaren Wirkung alternativmedizinischer Anwendungen entgegen. Wer durch die regelmäßige Einnahme von schulmedizinischen Medikamenten praktisch symptomfrei ist, müsste eigentlich diese Medikamente absetzen, um beurteilen zu können, welche Wirkung alternativmedizinische Methoden haben. Das Absetzen von regelmäßig eingenommenen Medikamenten sollte schrittweise erfolgen, eine Begleitung durch eine/n (Schul-)MedizinerIn ist ratsam. Dieser Punkt sollte nicht auf die leichte Schulter genommen werden, da sich bei einem zu plötzlichen Absetzen schwere Nebenwirkungen einstellen können.

Wie erfolgreich sind alternative Behandlungen?

Diese Frage ist schwer zu beantworten, da hier Untersuchungen und Studien nahezu gänzlich fehlen. Die Forschung zur Wirksamkeit alternativmedizinischer Behandlungsmöglichkeiten steckt noch in den Kinderschuhen.

So bleibt es jedem erkrankten Menschen selbst überlassen, die Wirksamkeit alternativer Behandlungsmethoden an sich festzustellen.

Alternativmedizinische Mittel haben doch keine Nebenwirkungen, oder?

Jegliches Mittel kann auch unerwünschte Wirkungen haben. Eine zur Blutreinigung recht beliebte Pflanze wie die Brennnessel verfügt beispielsweise über einen hohen Gehalt an Histamin und kann daher Allergien auslösen. Alle Pflanzen enthalten neben dem Wirkstoff, der sich günstig bei Allergien auswirkt, natürlich auch noch andere Stoffe, deren Wirkung auf den menschlichen Körper teilweise noch gar nicht erforscht sind. Daher gilt: Sich immer langsam und vorsichtig an ein neues Mittel herantasten und hierbei gut auf den eigenen Körper hören. Zeigen sich Nebenwirkungen, sollte das Mittel abgesetzt und durch ein anderes ausgetauscht werden.

Soll/darf ich Arzneien mit toxischen Wirkstoffen ausprobieren?
Was ist bei der Anwendung von Mitteln mit toxischen Wirkungen zu beachten?

Stechapfel und andere Pflanzen mit bis zu tödlich wirkenden Giften galten lange Zeit als Mittel der Wahl bei asthmatischen Beschwerden. Noch bis vor wenigen Jahren waren Stechapfelzigaretten in Apotheken frei verkäuflich. Heute sind solche Produkte, wenn überhaupt, nur noch illegal zu bekommen.

Von einem Eigenversuch mit Stechapfel und anderen toxisch wirkenden Pflanzen muss dringend abgeraten werden. Immer wieder enden solche Versuche tödlich oder mit zumindest schweren Folgen. Im Gegensatz zu schulmedizinischen Produkten, bei denen exakt die Dosierung enthalten ist, die auf der Packung steht, kann niemand sagen, wie viel Wirkstoff etwa in einer bestimmten Heil- oder Giftpflanze enthalten ist.

Denn dies hängt von ihrem Standort ab, der Sonneneinstrahlung, der Art der Ernte, Lagerung und Verarbeitung. Daher können bestimmte Pflanzen Toxine in hoher, bis hin zu tödlich wirkender Konzentration enthalten, was ohne chemische Untersuchung im Labor nicht beurteilbar ist.

Eine Alternative ist die Verwendung von Giftpflanzen in homöopathischer Dosierung. Stramonium (Stechapfel) z. B. ist ab der Potenz D4 in der Apotheke ohne Rezept erhältlich.

Hilft ein dauerhafter Umzug ans Meer oder in die Berge bei Allergieerkrankungen?

Immer wieder wird propagiert, dass Menschen mit Allergieerkrankungen am Meer oder in den Bergen besser leben würden. Tatsächlich sind in den Bergen über einer gewissen Höhe kaum mehr Pollen und Milben vorhanden. Für schwer geplagte AllergikerInnen kann ein Umzug in größere Höhenlagen tatsächlich manchmal das letzte Mittel der Behandlung sein.

Viele Menschen stellen fest, dass sie im Urlaub in südlichen Ländern am Meer nicht unter ihren gewohnten allergischen Beschwerden leiden und erwägen aus diesem Grund einen Umzug in ein südliches Land. Hierbei muss allerdings bedacht werden, dass es in diesen Regionen natürlich auch Pollen gibt, auf die der betreffende Mensch nur deswegen (noch) nicht reagiert, weil er sie nicht gewohnt ist. Nach einem Umzug kann sich das ändern. Auch auf Mittelmeerinseln wie den Balearen leidet ca. ein Viertel der Bevölkerung unter Allergien, dabei ist die Pollenallergie zur Zeit der Olivenblüte etwa weit verbreitet.

Eine gute Möglichkeit ist es allerdings, der Zeit der stärksten Allergiebelastung im Heimatland durch einen Urlaub in südlichen Gefilden zu entkommen.

Macht es Sinn, verschiedene alternativmedizinische Behandlungsmethoden zu kombinieren?

Viele Menschen, die sehr stark unter Asthma oder Allergien leiden, haben im Verlauf ihres Lebens schon unterschiedliche Methoden ausprobiert oder wenden sogar einen Methodenmix an. Zumindest für den Beginn empfiehlt sich das nicht. Zum einen ist es dann schwierig, herauszufiltern, was denn nun genau wirkt und was nicht. Zum anderen kann es auch zu Wechselwirkungen zwischen unterschiedlichen Methoden und Mitteln kommen. Diese sind leider wissenschaftlich noch nicht so gut erforscht, als dass sich hieraus Ratschläge ableiten ließen. Daher empfiehlt sich: Langsam an die einzelnen Mittel herantasten und eines nach dem anderen ausprobieren. Was guttut, beibehalten und dann evtl. noch etwas weiteres dazunehmen. Körpertherapien, wie z. B. Yoga oder Akupressur, können allerdings wohl mit der Einnahme eines pflanzlichen Mittels kombiniert werden, bei der gleichzeitigen Einnahme von zwei verschiedenen pflanzlichen Mitteln sollte man dagegen vorsichtig sein.

Im Zweifelsfall fragen Sie bitte Ihre Ärztin/Ihren Arzt.

Mit welchen Kosten und welchem Zeitaufwand muss ich bei alternativmedizischen Behandlungen rechnen?

Medizinische Leistungen und Medikamente sind nicht immer kostenfrei bzw. werden nicht immer von den Krankenkassen übernommen. Dies gilt umso mehr, wenn es sich um alternativmedizinische Ansätze oder Methoden handelt. Wer sich also dazu entscheidet, alternativmdizinische Behandlungen auszuprobieren, muss mit finanziellen Kosten rechen.

Regelmäßige Behandlungstermine bei einem/r AlternativmedizinerIn plus Einnahme entsprechender Medikamente kann sich schnell auf 200–300 Euro pro Monat summieren. Aber auch wer auf den Besuch bei einem entsprechenden Arzt/einer Ärztin verzichtet und stattdessen selbst mit alternativen Methoden experimentiert, muss mit Kosten rechnen. Denn getrocknete oder verarbeitete pflanzliche oder mineralische Substanzen, homöopathische Mittel u. Ä. sind teuer, vor allem auch dadurch, dass diese Mittel oft mehrmals am Tag und über Wochen oder Monate eingenommen werden müssen, man also große Mengen im Lauf der Zeit verbraucht. Ayurvedische oder traditionell chinesische Mittel haben dazu noch einen weiten Weg hinter sich bzw. sind nach aufwendigen Verfahren hergestellt, was sich auch in ihrem Preis niederschlägt. Je nachdem, für welche Mittel man sich entscheidet, kann man mit ca. 50–100 Euro pro Monat an Kosten rechnen. Auch das ein Grund, weshalb man immer gut überlegen sollte, was man ausprobieren möchte, und dann erst mal kleinere Mengen für ca. 3–4 Wochen bestellen.

Auch der Punkt Zeitaufwand sollte nicht vernachlässigt werden. Alternativmedizinische Methoden auszuprobieren erfordert Zeit. Viele Mittel müssen zumeist über einen längeren Zeitraum und mehrmals täglich angewendet werden. Das Ansetzen von Kräutern für Auszüge oder Tees, das Praktizieren von Yoga oder anderen Körperübungen erfordern, dass man sich diese Zeit fix in den Tagesablauf einplant. Manche Leute machen sich hierfür eine Liste, die sie jeden Tag konsequent abarbeiten, denn alternativmedizinische Methoden können nur dann gute Ergebnisse bringen, wenn sie regelmäßig angewendet werden. Daher empfiehlt es sich, nur jene Mittel und Methoden auszuwählen, deren Integration in den eigenen Tagesablauf möglich und realistisch ist.

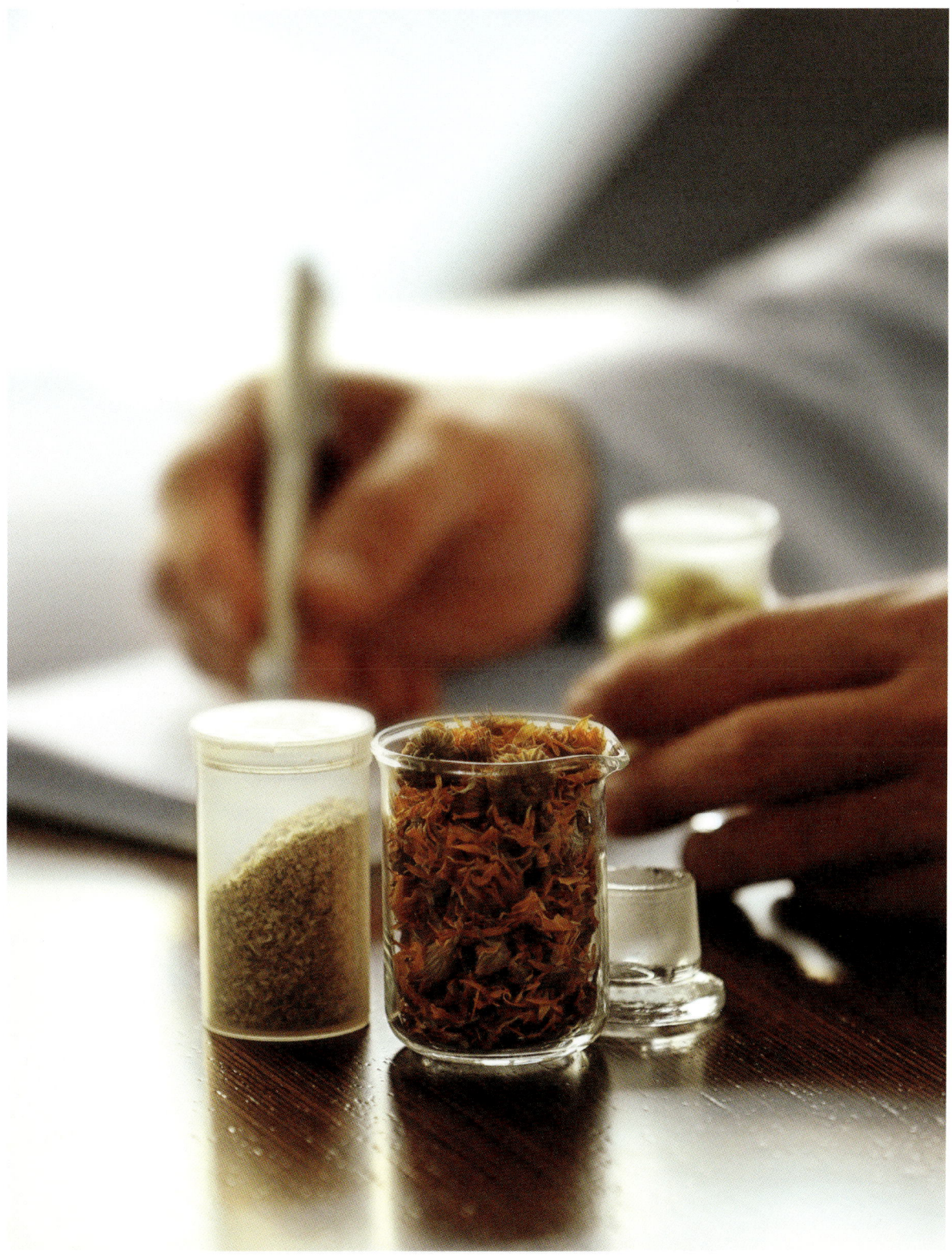

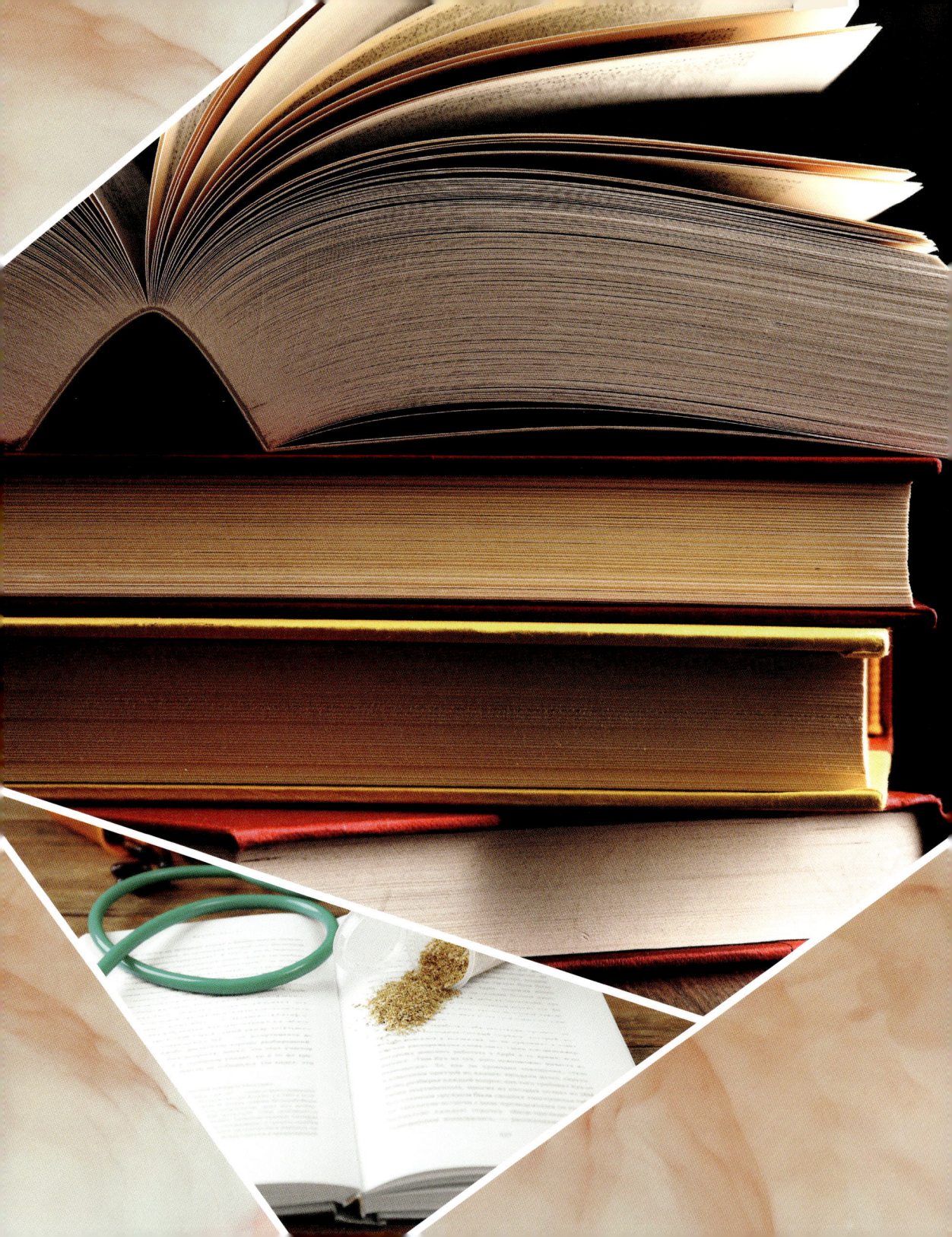

Literaturverzeichnis

Bücher mit dem Schwerpunkt Alternativmedizin bei Asthma, Allergieerkrankungen und Neurodermitis

Bertram, Klaus: Asthma lindern und heilen. Mit Naturheilverfahren wieder tief durchatmen. Eigenverlag (2014).

Bock, Martin. Hilfe bei Allergien, Asthma, Neurodermitis. Heilkräfte wecken durch Yoga und individuelle Ernährung. München: Herbig (2006).

Flade, Sigrid: Allergien natürlich behandeln. München: GU (2001).

Grunert, Peter: Natürliche Hilfe bei Allergien. Rechtzeitig vorbeugen, sanft behandeln. Stuttgart: Lüchow (2007).

Hendel, Barbara: Endlich frei von Allergie. Die ganzheitliche Therapie bei Neurodermitis, Heuschnupfen, Asthma und Co. Kirchzarten: VAK (2014).

Jung, Katharina; Jung, Mathias: Die aufgekratzte Seele. Neurodermitis. Zürich: Kreuz Verlag (1997).

Kuchi, Michio und Aveline; Allergien & Immunsystem – Heilung durch naturgemäße Ernährung und Lebensweise. Gesundheitsratgeber Makrobiotik, Band I., Völklingen: Ost-West-Bund Verlag (1991).

Maier, Karl: Aufatmen bei Asthma. Selbsthilfe – Medikamente – Naturheilmittel – Lebensstil. Leoben: Kneipp Verlag (2005).

Maier, Karl: Der Atmungskompass. Leoben: Kneipp Verlag (1994).

Matheis, Reiner: Heuschnupfen, Asthma. Psychosomatische Zusammenhänge und Behandlung. München: Ehrenwirth (1985).

McKeown, Patrick: Den Mund schließen. Selbsthilfe aus der Buteyko-Atemklinik. Eigenverlag (2012).

Müller-Burzler, Henning: Das Handbuch für Allergiker. Aitrang: Windpferd (2004).

Rauch-Petz, Gisela: Was wirklich hilft. Allergenfrei essen. München: Südwest (2000).

Rehms, Waltraud: Asthma natürlich behandeln. Hannover: Schlütersche (2014).

Schulte-Uebbing, Claus: Hildegard von Bingen. Allergien natürlich behandeln. Leipzig: St. Benno-Verlag (2011).

Simons, Anne: Das Schwarzkümmel Praxisbuch. Allergien, Abwehrschwäche und Infektionen natürlich vorbeugen, Scherz, Bern, 1997.

Störiko, Anja: Heuschnupfen. So bekommen Sie Ihre Beschwerden in den Griff. Niedernhausen: Falken (2000).

Weitere Bücher

Bachmann, Robert: Natürlich gesund durch Säure-Basen-Gleichgewicht. Stuttgart: Trias (2001).

Bankhofer, Hademar: Akupressur, Naturmedizin zum Selbstanwenden. Eigenverlag (1997).

Bankhofer, Hademar: Haus- und Heilmittelschatz. Leoben: Kneipp-Verlag (2003).

Blum, Susanne: Autoimmunerkrankungen erfolgreich behandeln. Freiburg, VAK Verlag (2015).

Clement, Brian: WunderLebensMittel. Mit dem bewährten Hippokrates-Programm Lebenskraft tanken – für Gesundheit, Vitalität und Wohlbefinden. Emmendingen: Hans-Nietsch-Verlag (2013).

Collier, Renate: Wie neugeboren durch Darmreinigung. München: GU (1999).

da Silva, Kim: Gesundheit in unseren Händen. Mudras – die Kommunikation mit unserer Lebenskraft durch Anregung der Finger-Reflexzonen. München: Knaur (1991).

Dorsch, Walter; Loibl, Marianne: Hausmittel für Kinder. München: GU (2000).

Duke, James A.: Die grüne Apotheke. Augsburg: Bechtermünz Verlag (1997).

Fahrnow, Mari, Fahrnow, Jürgen: Fünf Elemente Ernährung. München: GU (1999).

Fischer-Rizzi, Susanne, Himmlische Düfte. München: Hugendubel (1989).

Fischer-Rizzi, Susanne: Medizin der Erde. Baden und München: AT Verlag (2005).

Fricke, Ulrich (Hg.): Heilen mit Vitalstoffen. Bonn: FID (2007).

Gienger, Michael: Heilsteine. 430 Steine von A–Z. Saarbrücken: Neue Erde (2003).

Goldmann, Melanie: 66 Lebensmittel für Ihre Gesundheit. Renningen: garant (2015).

Graf, Bernhard: Heilen mit Edelsteinen. München: GU (2003).

Hanusch, Karl-Heinz; Klug, Sonja: Ayurveda. Indische Heilweisen für Europäer. Düsseldorf: Econ (1992).

Heepen, Günther: Schüßler-Salze. 12 Mineralstoffe für die Gesundheit. München: GU (2004).

Hellmiß, Margot: Natürlich heilen mit Apfelessig. München: Südwest Verlag (1997).

Hertzka, Gottfried; Strehlow, Wighard: Große Hildegard-Apotheke. Freiburg: Verlag Hermann Bauer (1989).

Hertzka, Gottfried; Strehlow, Wighard: Handbuch der Hildegard-Medizin. Freiburg: Verlag Hermann Bauer (1987).

Heyn, Birgit: Die sanfte Kraft der indischen Naturheilkunde. Bern: Scherz Verlag (1992).

Hickethier, Kurt: Lehrbuch der Biochemie. Kemmenau: Verlag Charlotte Depke (1989).

Hirsch, Siegrid; Grünberger, Felix: Die Kräuter in meinem Garten, Linz: Freya Verlag (2014).

Jacoby, Bengt: Gesünder leben mit den fünf Elementen. Das Yin und Yang in der Ernährung nutzen. Freiburg: Herder (2004).

Jaedicke, Hans-Georg: Dr. Schüßlers Biochemie. Eine Volksheilweise. Frankfurt: Alwin Fröhlich Verlag (1995).

Jarvis, Deforest Clinton: 5 x 20 Jahre leben. Bern: Hallwag Verlag (1977).

Keim, Ulrike: Die Gemmotherapie. Eigenverlag (o.J.).

Kellenberger, Richard; Kopsche, Friedrich: Mineralstoffe nach Dr. Schüssler. Ein Tor zu körperlicher und seelischer Gesundheit. Augsburg: Weltbild (2003).

Kircher, Nora: Kristallsalz. Gesundheit aus dem Himalaya. Bad Oldesloe: Hier & Jetzt (2002).

Kneipp, Sebastian: Meine Wasserkur. München: Ehrenwirth Verlag (1954).

Köhler, Tamara: Ayurvedische Ernährung. Bei Verdauungsbeschwerden, Verstopfung und Reizdarm. Lenzburg: Fona Verlag AG (o.J.).

Komet Verlag (Hg.): Lexikon der Traditionellen Chinesischen Medizin. Köln: Komet Verlag (o.J.).

Kraske, Eva-Maria: Candida. Natürliche Hilfe bei Darmpilzen. München: GU (2003).

Labacher, Julia: Heilsteine. Körperliche und seelische Blockaden lösen. München: Südwest (1998).

Lad, Vasant: Das Ayurveda Heilbuch. Eine praktische Anleitung zur Selbstdiagnose, -Therapie und Heilung mit dem ayurwedischen System. Aitrang: Windpferd (1991).

Lad, Vasant; Frawley, David: Die Ayurveda Pflanzen-Heilkunde. Aitrang: Windpferd (1995).

Lange, Elisabeth: Heildiät gegen Pilze im Körper. München: Südwest Verlag (1995).

Marbach, Eva: Schüßler-Salze Hausapotheke. Alle 27 Salze erklärt und über 1200 Heilanwendungen. Breisach: EMV (2009).

Mességue, Maurice; Bontemps, Michel: Heilpflanzen.Therapielexikon. Frankfurt: Ullstein (1991).

Meyer, Marianna: Spirulina. Das blaugrüne Wunder. Aitrang: Windpferd (2002).

Mohr, Paul: Pilzerkrankungen. Ursachen, Symptome, erfolgreiche Naturheilverfahren. Wiesbaden: Werner Jopp Verlag (1998).

Mushi, Michio: Natürliche Heilung mit Makrobiotik. Frankfurt: Verlag Bruno Martin (1981).

Noll, Andreas A.: Traditionelle Chinesische Medizin. Grundlagen, Methoden, Behandlung von Beschwerden. München: GU (2008).

Pfeiffer, Amrei: Magen und Darm natürlich heilen. München: GU (2000).

Pilsl, Monika: Zwiebel auf Insektenstich. Altbewährte Hilfen bei kleinen und großen Wehwehchen. Rastatt: Neff's Kleine Hausbibliothek (1991).

Rahn-Huber, Ulla: Natürlich heilen und pflegen mit Aloe Vera. München: Econ Ullstein (1999).

Ranade, Subhash: Ayurveda – Wesen und Methodik. Stuttgart: Haug (2004).

Reed Gach, Michael: Heilende Punkte. Akupressur zur Selbstbehandlung von Krankheiten. Augsburg: Weltbild (1992).

Rohwalder, Dirk; Havsteen, Bent: Propolis. Der Stoff aus dem Gesundheit ist. Berlin: BTV (1987).

Schaenzler, Nicole; Faist, Eigen: Versteckte Entzündungen. München: GU (2011).

Schirner, Markus: Aroma-Öle. Beschreibung und Anwendung von über 200 ätherischen Ölen. Darmstadt Schirner Verlag (2013).

Schrott, Ernst:, Ayurveda für jeden Tag. München: Goldmann (2002).

Siewert, Aruna: Pflanzliche Antibiotika. München: GU (2015).

Spektrum der Homöopathie (Hg.): Auf Leben und Tod. Radioaktive Mittel. Kandern: Narayana Verlag (2013).

Stern, Cornelia: Die Heilkraft der Pflanzenknospen. Gemmotherapie entdecken und anwenden. Stuttgart: Trias (2015).

Strehlow, Wighard: Hildegard-Medizin für alle Tage. Selbsthilfe für die ganze Familie. München: Knaur (2001).

Temelie, Barbara: Ernährung nach den Fünf Elementen. Wie Sie mit Freude und Genuss Ihre Gesundheit, Liebes- und Lebenskraft stärken. Sulzberg: Joy-Verlag (2006).

Treben, Maria: Gesundheit aus der Apotheke Gottes. Steyr: Verein Freunde der Heilkräuter (o.J.).

Treben, Maria: Meine Heilpflanzen. Steyr: Ennsthaler Verlag (2008).

Treutwein, Norbert: Übersäuerung. Krank ohne Grund? Salzburg: Weltbild (o.J.).

Trökes, Anna: Das große Yoga-Buch. München: GU (2010).

Van Wyk, Ben-Erik; Wink, Coralie; Wink, Michael: Handbuch der Arzneipflanzen. Stuttgart: WVG (2004).

Vanselow-Leisen, Katharina: Die Leisenkur. Zur Therapie schlackenbedingter Krankheiten. Bietigheim: Turm Verlag (2001).

Vasey, Christopher: Das Säure-Basen-Gleichgewicht. Augsburg: Midena (1996).

Verma, Vinod: Ayurveda – der Weg des gesunden Lebens. München: Heyne (1995).

Wagner, Franz: Akupressur. Heilung auf den Punkt gebracht. München: GU (2006).

Wagner, Siegfried: Die Homöopathie-Fibel. Leoben: Kneipp-Verlag (2002).

Weidinger, Hermann-Josef: Hing'schaut und g'sund g'lebt. Thaya: Freunde der Heilkräuter (1995).

Willfort, Richard: Gesundheit durch Heilkräuter. Linz: Rudolf Trauner Verlag (1979).

PLATZ FÜR NOTIZEN

freya BUCHTIPPS

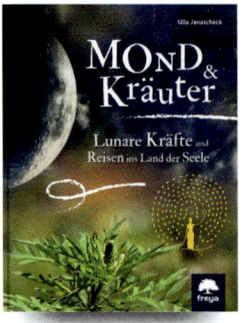

Janascheck Ulla

Mond & Kräuter
Lunare Kräfte und Reisen ins Land der Seele

Beschrieben sind die 13 Vollmonde mit ihren unterschiedlichen Energien und Inhalten im Jahreskreis. 13 Traumreisen bringen die Seele in Berührung mit der jeweiligen lunaren Kraft. 26 die Seele unterstützende Heilpflanzen begleiten den Weg durch das Mond-Kräuter-Rad. Birke steht für den Neubeginn, Karde für die Rückbindung, Johanniskraut für das Licht, Holunder für die Ahnen ...

ISBN 978-3-99025-326-7

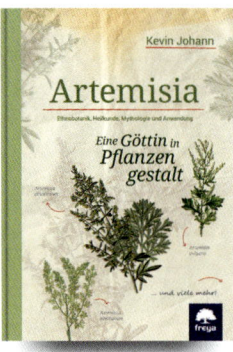

Kevin Johann

Artemisia
Eine Göttin in Pflanzengestalt

Beifuß, Wermut, Eberraute und Co. im Fokus der Ethnobotanik!

28 Pflanzenmonografien: Das Wichtigste über Botanik, Heilkunde, Mythologie, Ritual, Kulinarik und Gartenkultur ausgewählter Artemisia-Arten.

Arten aus der botanischen Gattung Artemisia faszinieren und begleiten den Menschen bereits seit Jahrtausenden. Nahezu weltweit sind sie als Mittel zur Appetitanregung, Verdauungsförderung und Wurmtreibung bekannt. Gleichzeitig werden der Beifuß und seine nahen Verwandten mit den weiblichen Ur-Prinzipien, mit magischen Schutzaspekten sowie mit der Erlangung von erweiterten Bewusstseinszuständen assoziiert.

ISBN 978-3-99025-360-1

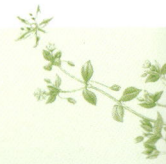